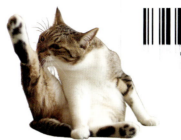

NEKO
YOGA

ねこに習うヨガストレッチ 31

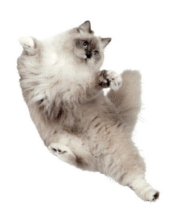

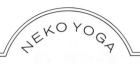

しなやかに伸びをして、軽々と身をこなし、美しく健康的に生きる猫。まるでヨガをしているようにも見える、そんな猫たちの姿を目にしたら、自然と体を動かしたくなりませんか？

本書は、愛らしくユーモラスな猫たちの写真をきっかけに、子どもからお年寄りまで、たくさんの人が少しでも体を動かしたくなるよう考え作った、ストレッチの本です。しかも単なるストレッチではなく、いま、話題の「ヨガ」を取り入れました。
ヨガとは、紀元前にインダス文明で生まれた、心の浮き沈みをコントロールする修行法。ヨガのポーズをとることで、心身を健康に保ち、長時間瞑想できるようにすることが、本来の目的です。ポーズがたくさんあり、一見難しそうなヨガですが、本書ではストレッチと組み合わせることで、誰でも気軽に親しめるようにしました。

ヨガストレッチで体のあちこちを伸ばすだけで、強い体を作ることができます。ガラスの球は床に落とすと割れてしまいますが、ゴムの球は割れません。人間の体も同じです。柔軟性は体の強さ、健やかさ、若さに繋がります。ほかにもコリや疲れの緩和、体幹の強化など、さまざまな効果が期待できます。また、ヨガストレッチを行うことで、「体が伸びて気持ちがよい」「自分の体にいいことをしている」という前向きの感情が湧き、心にもよい影響を及ぼします。ストレスや不安な気持ちが和らぐのを実感できるはずです。

猫たちをお手本に、早速ヨガストレッチに挑戦してみてください。
1日1ストレッチでも、いくつか組み合わせてもOK。ゆっくりと呼吸を意識しながら、自分の心と体に向き合う時間を楽しんでください。

Contents

ヨガストレッチを行う際に、気をつけてほしいこと。 …… 4

1　両手をあげて、バンザイ！　★ …… 6
2　体を、ぱたんと二つ折り。　★ …… 10
3　しゃがむ。後ろを振り返る。　★ …… 14
4　よつんばいから、全身をピーン！　★★ …… 18
5　もっと高く！　腕も気持ちも上向きに。　★ …… 22
6　お腹をだして、ごろり。　★★ …… 26
7　舌を、べーっ！　★ …… 30
8　壁に手をつき、脚は後ろに…。　★★ …… 34
9　手足を広げ、さあ勇敢に！　★ …… 38
10　体をひねる。ぎゅぎゅっと。　★ …… 42
11　座って、ねじって、お腹マッサージ。　★ …… 46
12　気持ちよーく脇を伸ばす。　★ …… 50
13　片脚を、ピーンと投げ出して。　★★★ …… 54
14　スフィンクスになるのだ。　★ …… 58
15　これが「猫のポーズ」である。　★ …… 62
16　腕をクロスし、バランスよく。　★★★ …… 66
17　あぐらをかいて、脚をヒョイッと。　★★★ …… 70
18　肩を上げたり下げたり。　★ …… 74
19　ああ疲れた。そんな日のツイスト。　★ …… 78
20　脚を開いて、前へ！　★ …… 82
21　横向きに寝て、体びよーん！　★ …… 86
22　逆立ちにチャレンジ！　★★★ …… 90
23　正座をしよう。　★ …… 94
24　ひたすら、丸まる。　★ …… 98
25　床に、突っ伏す。　★ …… 102
26　お尻を、グッと突きだして。　★ …… 106
27　両手を、ぐいっと広げよ。　★★ …… 110
28　横向きに寝たならば。　★★★ …… 114
29　頭のてっぺんを、床へ。　★★ …… 118
30　胸を開く、ハートを開く。　★ …… 122
31　脱力して、寝る。　★ …… 126

※各ストレッチの難易度を★で表しています。
★簡単　★★ややチャレンジ　★★★かなりチャレンジ

ヨガストレッチを行う際に、気をつけてほしいこと。

1　ケガや痛みがある場合は避ける

ケガをしている場合や、体に痛みがある場合は、ヨガストレッチは避けてください。また体調がすぐれないときも、お休みを。妊娠中や病院に通院中の人は、医師に相談してから行ってください。

2　裸足で行う

靴下を履いたまま行うと、足が滑ることがあり、大変危険です。裸足になり、足の指5本をしっかり使って床に立つなどして、ヨガストレッチを行いましょう。

3　体を動かしやすい服装で

ヨガウェアなどに必ずしも着替える必要はありませんが、体を動かしやすく、ヨガストレッチの邪魔にならない服装で行ってください。

4　ヨガマットやバスタオルを効果的に使う

座ったり、寝たりして行うストレッチの場合は、お尻や膝が直接床に当たって痛みを感じる場合があります。その際は、ヨガマット、バスタオル、座布団、毛布などを効果的に使ってください（但し、滑らないように注意を）。

 各ヨガストレッチの体のマークは、主にストレッチで使う部位を示しています。

5　呼吸を忘れずに

ヨガストレッチは、必ず息を吸ったり吐いたりしながら行います。呼吸により、細胞に酸素が送り込まれ、体が活性化するほか、呼吸に意識が向くことで集中力も増し、リラックス効果が高まります。

6　同じ姿勢をキープする

各ヨガストレッチには、「この姿勢を5呼吸分キープする」という言葉が登場します。なぜなら"体に一番効く姿勢"を、呼吸しながらキープすることで、より効果を発揮するからです。くれぐれもストレッチの型だけを、ささっと済ませて終わることのないように。

7　気持ちがよいと思える範囲で

人の体には個人差があり、柔軟性もそれぞれです。写真のお手本に無理に近づける必要はありません。自分が「気持ちよい」と思える範囲で、ヨガストレッチを行ってください。

8　朝でも夜でも、いつでもOK

朝なら体を目覚めさせる効果が、夜なら心身をリラックスさせる効果があります。簡単な動きのものであれば、昼間、仕事の合間に行っても。体を動かしたいと思ったら、いつでも好きなときにどうぞ。但し、満腹時や飲酒後は避けるようにしましょう。

※ヨガストレッチにより何か問題が生じても、監修者及び出版社は責任を負いかねます。自己責任のもと行ってください。

☐ ヨガストレッチ ≫ 1 ★☆☆

両手をあげて、バンザイ！

両腕をあげ、両脇をストレッチ

Raise your arms up and stretch the side body.

☑ 肩
☑ 腕
☑ 脇腹

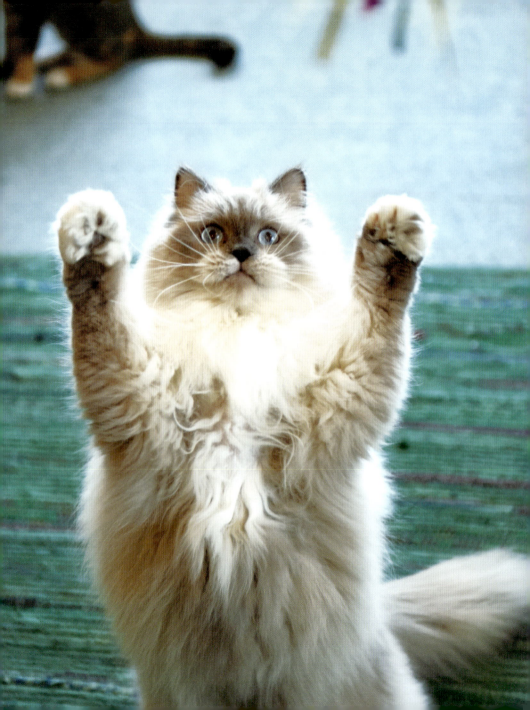

ヨガストレッチ ≫ 1

両手をあげて、バンザイ！

両腕を頭上にあげ、両脇をストレッチします。足の裏で地面を押すようにしっかり立ちながら脇腹を気持ちよく伸ばしましょう。

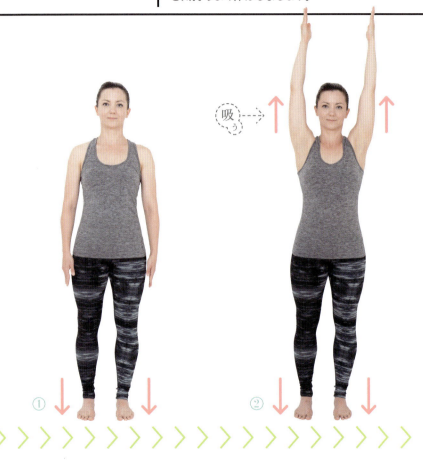

1 両足を肩幅に開いて立つ。下半身は地に根を生やすように、上半身は空に向かって伸ばすように。

2 息を吸いながら、両腕をまっすぐ上に上げて、脇を伸ばす。

効果	★☆☆
■ 肩のコリを和らげる。 ■ 気持ちをリフレッシュさせる。 ■ 二の腕を引き締める。	

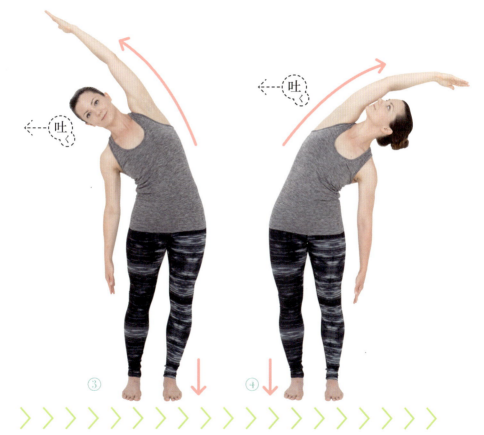

③

3 右腕を下げ、左脇腹をストレッチするように、上半身を右側へ倒す。**この姿勢を5呼吸分キープする。**

④

4 真ん中に戻り、**反対側も同じように5呼吸分キープする。**このとき顔を、伸ばした腕のほうに向けてもよい。

□ ヨガストレッチ ≫ 2 ★☆☆

体を、
ぱたんと
二つ折り。

両脚を伸ばして座り、腕を上げて前屈
Sit with your legs extended and fold forward.

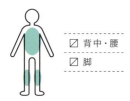
☑ 背中・腰
☑ 脚

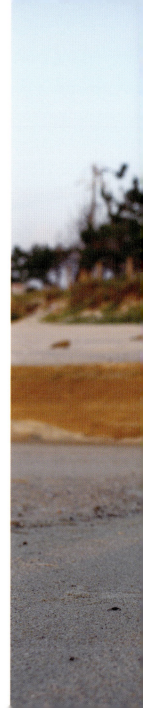

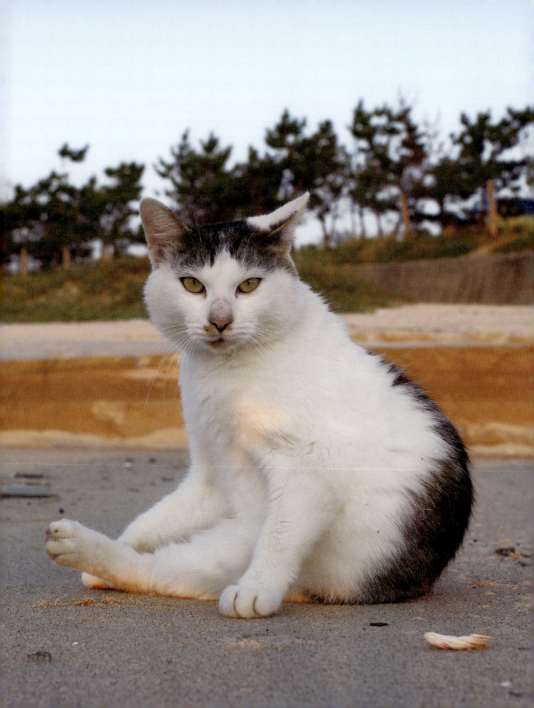

ヨガストレッチ >> 2

体を、ぱたんと二つ折り。

両脚を前に伸ばして座り、腕を上げ背筋を伸ばした状態で前屈。パスチモッターナアサナと呼ばれるヨガの代表的なポーズです。

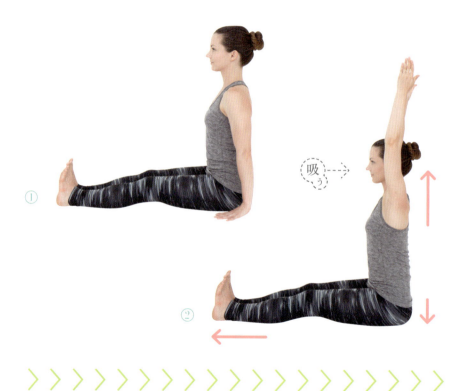

1 両脚をまっすぐ前に伸ばし、背筋を伸ばして座る。背筋を伸ばせない場合は、座布団などのふちに座って、背筋を伸ばしやすくする。

2 両腕を頭上に伸ばして、背筋 & 脇を伸ばす。

| 効果 |

■ 背中のコリを和らげる。■ 消化器官の働きを助ける。
■ 頭痛の軽減。■ 疲労回復。■ ストレスの緩和。

★☆☆

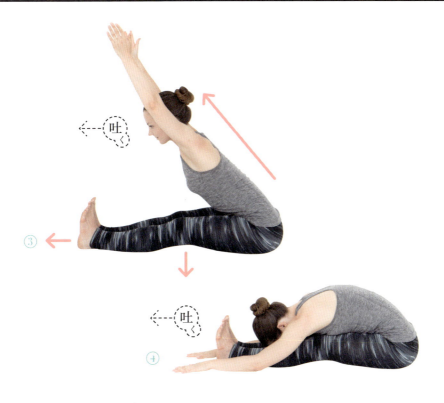

3
鼠蹊部(そけいぶ)(ももの付け根)から折り曲げるように前屈する。このとき、自分のつま先を見ながら行う。ももの裏などが痛気持ちよいところで、**姿勢を5呼吸分キープする。**

4
体の柔らかい人は、体を二つに折り畳むように、**さらに前屈して、5呼吸分キープする。**

☐ ヨガストレッチ ≫ 3 ★☆☆

しゃがむ。
後ろを
振り返る。

両脚を広げてしゃがみ、上半身をツイスト
Squat down and twist.

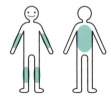

☑ 腕
☑ 脚
☑ 背中・腰

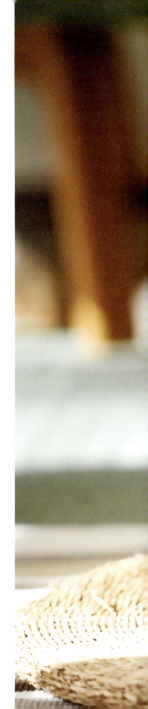

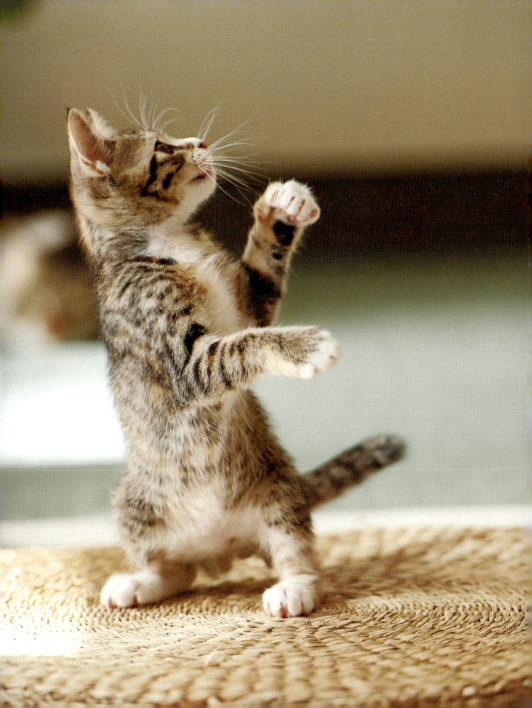

ヨガストレッチ ≫ 3

しゃがむ。
後ろを振り返る。

始めに両脚を広げてしゃがみ、胸の前で手を合わせるヨガのポーズ（マーラアサナと言います）を。その後、腕を後方へ広げて上半身をツイストします。

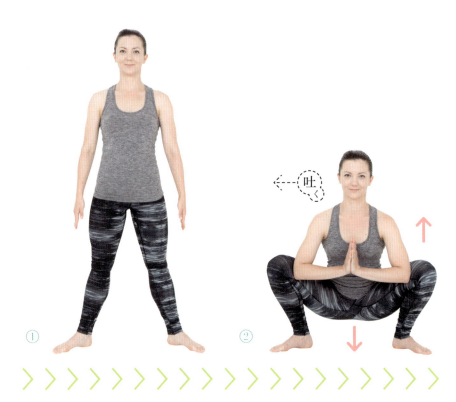

1 両足を腰よりも大きく開き、つま先を少し外側に向けて立つ。

2 息を吐きながら膝を曲げてしゃがみ、両手を胸の前で合わせる。このとき、両ひじは両膝の内側に当てるようにし、膝とつま先が同じ方向を向くようにする。

効果

- ■ 下半身と体幹を鍛える。 ■ 腰痛の軽減。
- ■ 股関節を柔軟にする。 ■ 便秘の改善。

★☆☆

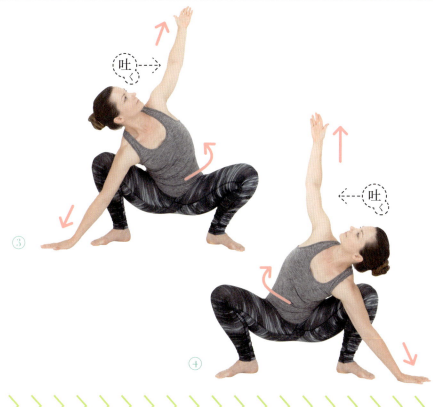

3　右手を床につき、息を吐きながら左腕を斜め上に伸ばして後方を振り返るように上半身をねじり、胸を開く。**この姿勢を5呼吸分キープする。**

4　息を吸いながら元の位置に戻って両手を胸の前で合わせ、今度は左手を床につき、息を吐きながら右腕を斜め上に伸ばして、同じように上半身をねじり、**5呼吸分キープする。**

□ ヨガストレッチ ≫ 4 ★★☆

よつんばい から、 全身をピーン！

よつんばいから両脚を後ろへ伸ばし、全身を伸ばす

Starting on your hands and knees, extend your legs behind you to plank pose.

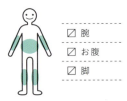

☑ 腕
☑ お腹
☑ 脚

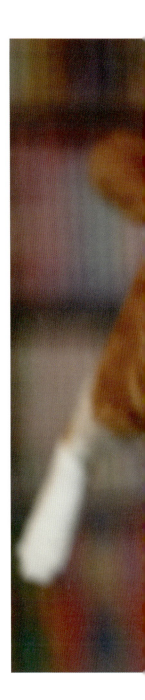

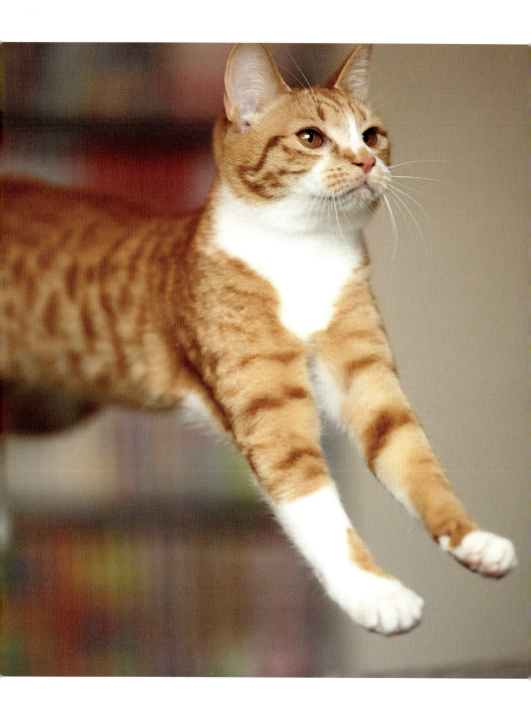

ヨガストレッチ ≫ 4

よつんばいから、全身をピーン！

両手両膝を床につけよつんばいになったら、両脚を後ろに伸ばし一枚の板のように全身を伸ばします。クンバカアサナと呼ばれるヨガのポーズです。

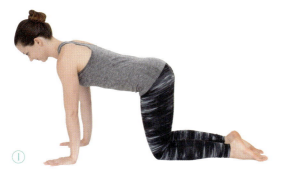
①

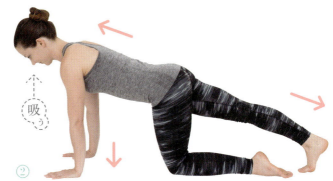
② 吸う

>>>>>>>>>>>>>>>>>>>>>>>>

1 よつんばいになり、両手首が肩の真下に、両膝がお尻の真下にくるようにする。

2 右脚をまっすぐ後ろに伸ばし、つま先を立てる。

効果	★★☆
■体幹を鍛える。■二の腕を引き締める。■胸筋の強化。 ■姿勢をよくする。■腰痛の軽減。	

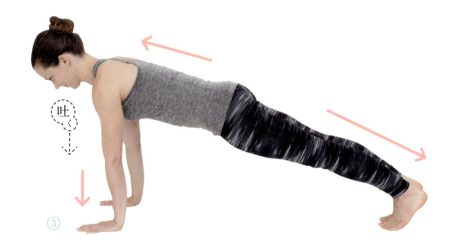

吐く

③

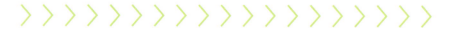

3 左脚も同じように伸ばす。かかとをぐっと後ろに押すようにし、お尻がぽっこり上がったり、逆に下がったりしないように、1枚の板になるような感じで体をまっすぐ伸ばす。首の後ろも伸ばす。**この姿勢を5呼吸分キープする。**

☐ ヨガストレッチ ≫ 5 ★☆☆

もっと高く！腕も気持ち上向きに。

脚を大きく開き、上半身を倒して片腕を頭上へ

Stand with your legs wide apart, lean your torso towards one leg and raise your arm.

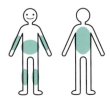

☑ 腕
☑ お腹
☑ 脚
☑ 背中・腰

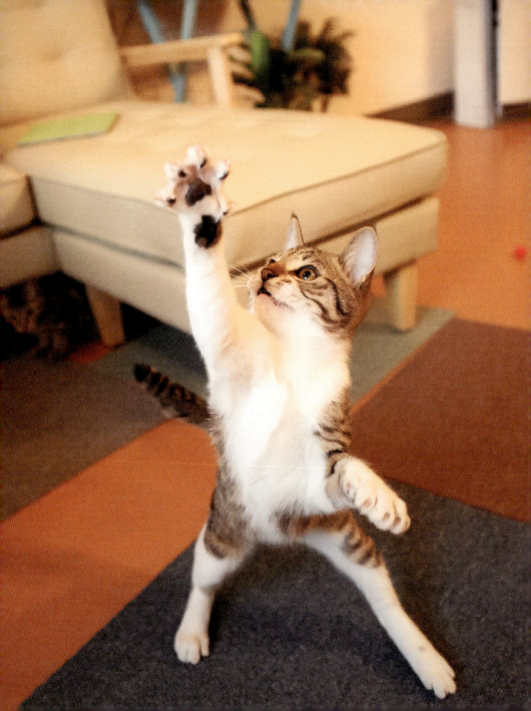

□ ヨガストレッチ ≫ 5

もっと高く！ 腕も気持ちも上向きに。

両脚を大きく開き、上半身を倒しながら、片方の腕をまっすぐ頭上に伸ばします。ヨガでは、その見た目から三角のポーズと呼ばれています。

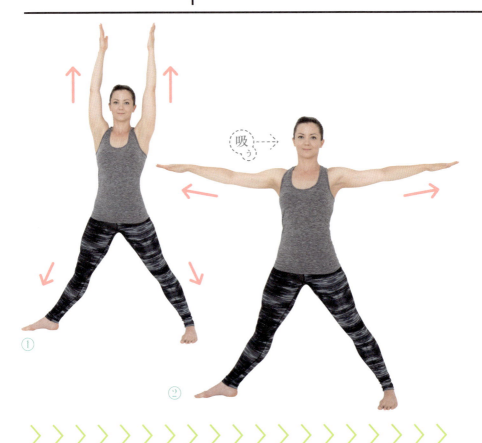

1 足の幅を大きく広げて立ち、右足は外側90度に開く。左足は少し内側に向ける。両腕はまっすぐ頭上に伸ばす。

2 両脇がよく伸びたら、両腕を肩の高さまで下ろす。

効果

■ 背中のコリを和らげる。■ 脚全体の強化。
■ ストレスの緩和。■ 消化器官の働きを助ける。

★☆☆

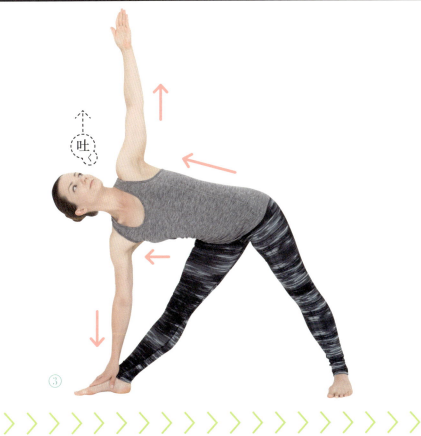

吐く

③

3

上体を鼠蹊部（ももの付け根）から折り曲げるように右側に向かって倒し、右手で右足首や右脛を持つ。左腕は天井に向けて大きく伸ばす。目線は、天井へ伸ばした手に向ける。**この姿勢を5呼吸分キープする。反対側も同様に行う。**

☐ ヨガストレッチ >> 6 ★★☆

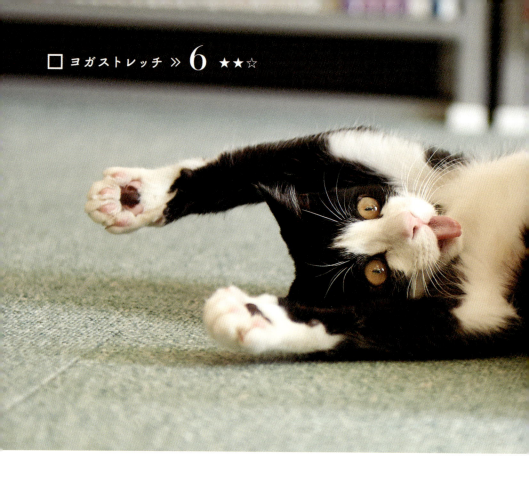

お腹をだして、ごろり。

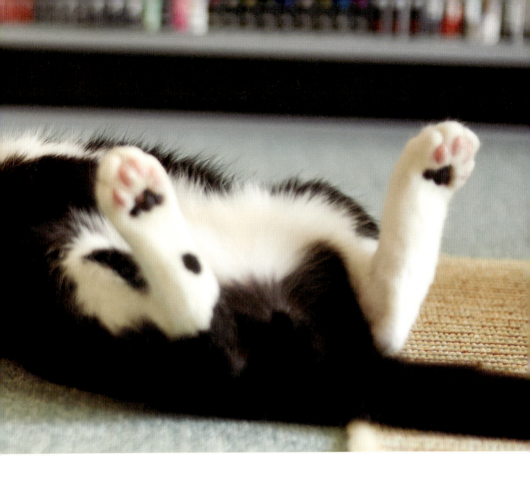

仰向けに寝たら、膝を曲げて足の裏を手でつかむ

After lying down on your back, bring your knees towards your armpits and hold on to your feet.

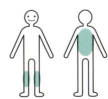

☑ 脚

☑ 背中・腰

ヨガストレッチ ≫ 6

お腹をだして、ごろり。

膝を曲げて両足の裏を手で持ち、片脚ずつストレッチ。脚をストレッチしながら体の重心を移動して、猫のようにごろりと気持ちよく床に転がります。

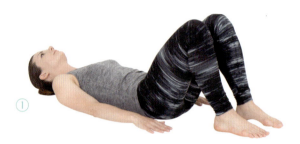

①

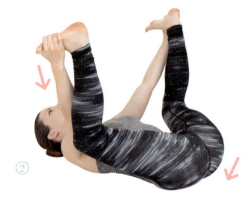

②

1 膝を立てて仰向けに寝る。

2 両脚の膝を開き、脇のほうへ引き寄せ、足の裏を天井に向けたら、外側から手で足の裏を持つ。

★★☆

> 効果

■ 脳の働きを静める。 ■ 心を落ち着かせる。
■ 腰痛の軽減。 ■ 疲労回復。

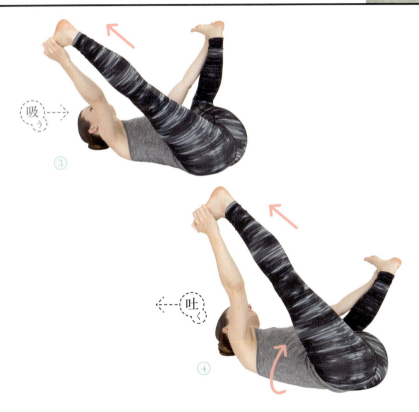

吸う

③

吐く

④

>>>>>>>>>>>>>>>>>>>>>>>>>>>

3 手で足の裏を持ちながら、右脚をできるだけまっすぐに伸ばし、ももや膝の裏側をストレッチする。

4 左脚のほうへ重心を移動する。右脚は伸ばしたまま、左脚は曲げたまま、左脚のももや膝を床につけ、右側のお尻は浮かせるようにする。**この姿勢を5呼吸分キープする。3＆4を反対側も同様に行う。**

☐ ヨガストレッチ ≫ 7 ★☆☆

舌を、べーっ！

正座をし、舌を出しながら腕を伸ばす
Open your mouth wide and stick out your tongue.

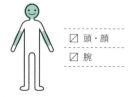

☑ 頭・顔
☑ 腕

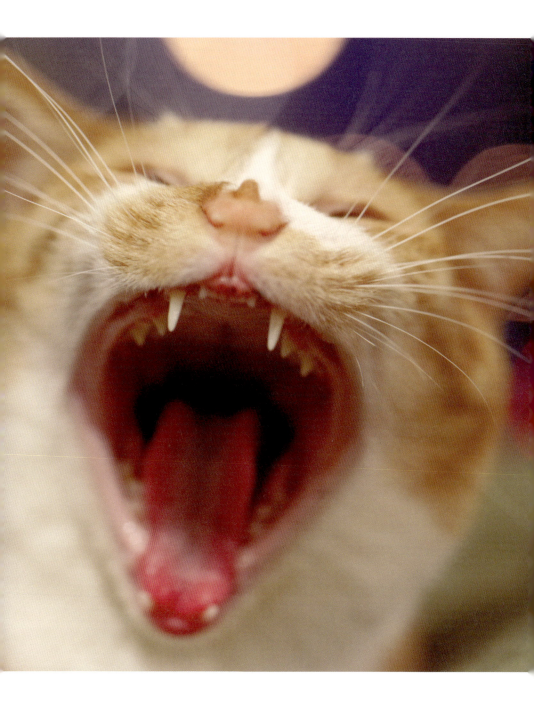

ヨガストレッチ》7

舌を、べーっ！

シムハアサナ（ライオンのポーズ）と呼ばれるヨガポーズのひとつ。正座をして座ったら、大きく口を開けて舌を出し、両腕を前へ伸ばして両手を開きます。

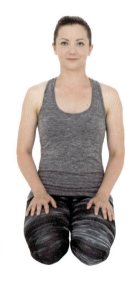

①

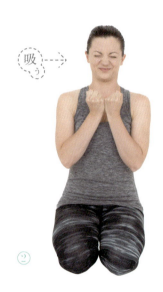

吸う

②

1 正座で座る。

2 目を閉じて、顔全体の筋肉を鼻のてっぺんに引き寄せるような感じで、顔を絞る。ひじを曲げ、こぶしを胸のほうに引き寄せる。

効果 ★☆☆

■ 首のたるみやしわの防止。■ 口臭の改善。

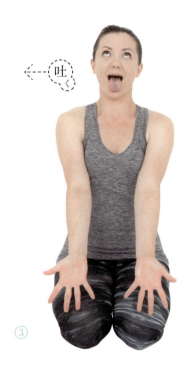

吐

③

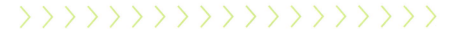

3 ハーッ！と息を吐きながら、口を大きく開けて舌を出し、床のほうへ伸ばす。目を大きく開き、目線は上へ。両腕は前方へ伸ばして、手のひらを大きく開く。**2＆3を5回繰り返す。**

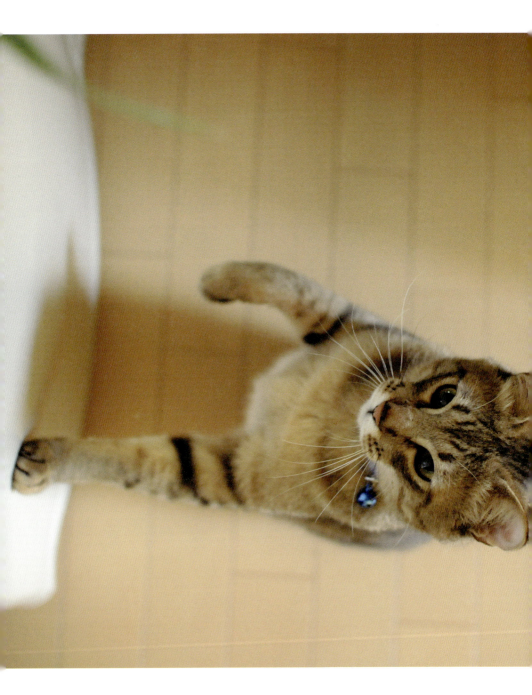

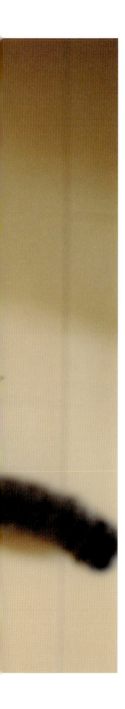

☐ ヨガストレッチ ≫ 8 ★★☆

壁に手をつき、脚は後ろに…。

壁に手を突き、片脚を後方へ上げる

Stand facing the wall, lift one foot towards the buttocks.

- ☑ 肩
- ☑ 腕
- ☑ お腹
- ☑ 脚

ヨガストレッチ >> 8

壁に手をつき、脚は後ろに…。

ナタラジャアサナと呼ばれる、片脚ずつ後方に持ち上げるポーズ。壁を使うことで簡単にバランスを取りながら、ストレッチができます。

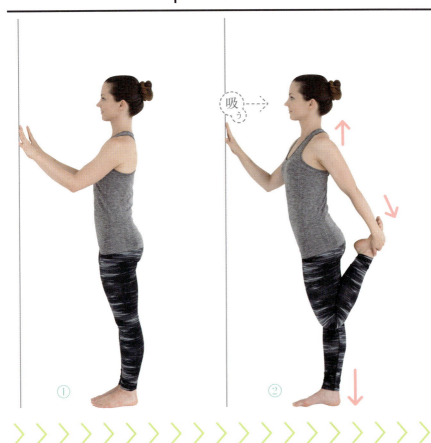

1 壁から50cm程離れたところに、両脚を揃えて立つ。両手を軽く壁につける。

2 右手は壁につけたまま、左脚の膝を曲げてかかとをお尻のほうへ、左手で左足の甲を持って支える。このとき、両膝は揃えるようにし、左足の甲で左手を押すようにする。

効果

- ■ 肩のコリを和らげる。 ■ お腹を引き締める。
- ■ バランス感覚を養う。 ■ 足腰を鍛える。

★★☆

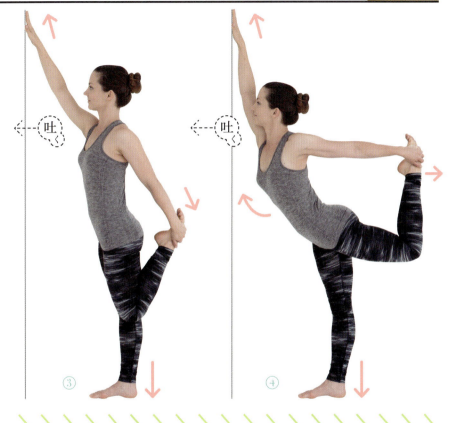

3 壁につけた右手を、壁の上方へ這わせる。

4 上体を前かがみにしながら、左脚をさらに後方上へ持ち上げる。**この姿勢を5呼吸分キープする。反対側も同様に行う。**

☐ ヨガストレッチ ≫ 9 ★☆☆

手足を広げ、
さあ勇敢に！

両脚を前後に大きく開き、両腕は頭上に

Take big step back with one foot and bend the front knee with your arms over head.

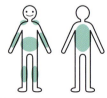

☑ 肩　☑ 腕
☑ お腹
☑ 脚
☑ 背中・腰

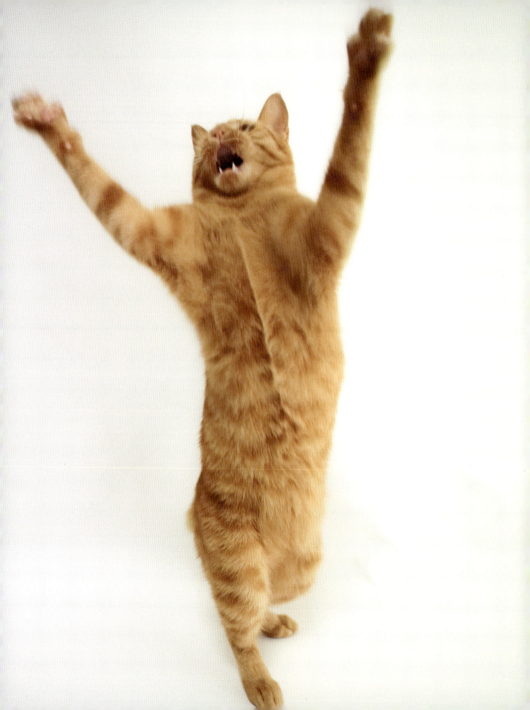

ヨガストレッチ >> 9

手足を広げ、さあ勇敢に！

戦士のポーズと呼ばれる代表的なヨガポーズ。両脚を前後に大きく開き、両腕を頭上に高く上げて、大胆に、勇敢にストレッチしましょう。

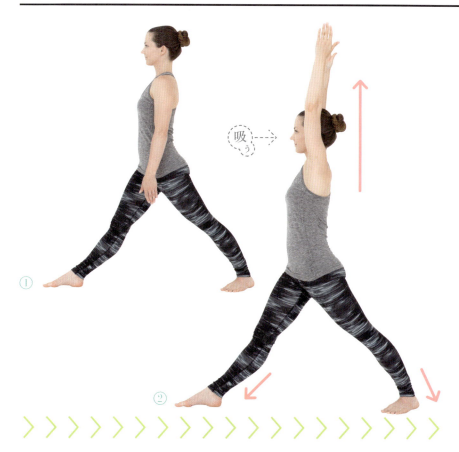

1 右足を前に、左足を後ろに引き、左のかかとと、右のかかとが一直線上になる位置で立つ。このとき、後方のつま先は少し外側（斜め左側）に向ける。

2 両腕を頭上に持ち上げる。肩は力を抜いてリラックス。

★☆☆

効果

■ 肩と背中のコリを和らげる。■ ヒップアップ効果。
■ 足腰を鍛える。

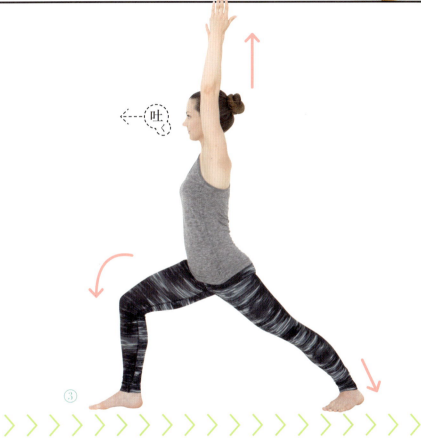

吐

③

3 前方の脚（右脚）の膝が、足首の真上にくるまで曲げる。後方の脚（左脚）はまっすぐ伸ばす。**この姿勢を5呼吸分キープする。反対側も同様に行う。**

☐ ヨガストレッチ　》 **10**　★☆☆

体をひねる。
ぎゅぎゅっと。

仰向けに寝て膝を立て、膝を片側に倒して体をひねる

Lie down on your back with your knees bent and lower your knees to one side.

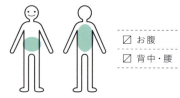

☐ お腹
☐ 背中・腰

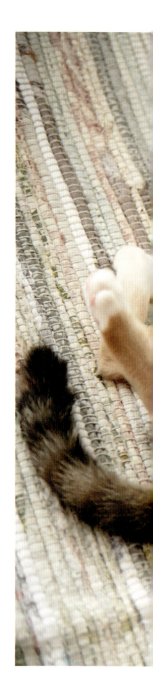

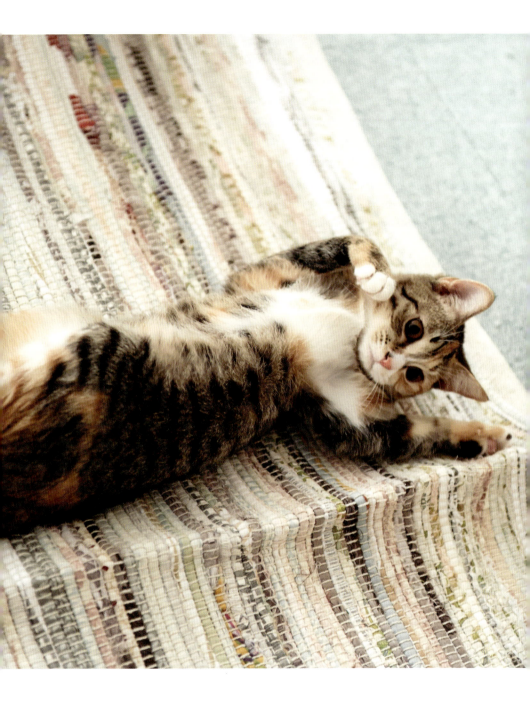

ヨガストレッチ >> 10

体をひねる。ぎゅぎゅっと。

仰向けに寝て両膝を立て、両脚を片側ずつに倒しながら、体をひねってストレッチします。お腹や脇腹を気持ちよく伸ばしましょう。

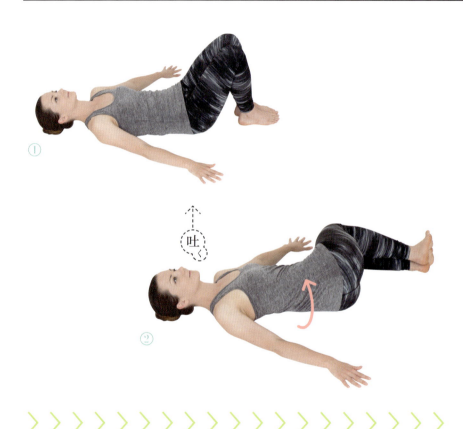

1 仰向けに寝て、両膝を立てて揃える。

2 両膝を揃えたまま、お尻を少し右側へ寄せ、両脚を左側へ倒す。このとき曲げた膝は90度になるように。

効果

■ 背中のコリを和らげる。 ■ 消化器官の働きを助ける。
■ 腰痛の軽減。 ■ ストレスの緩和。 ■ デトックス効果。

★☆☆

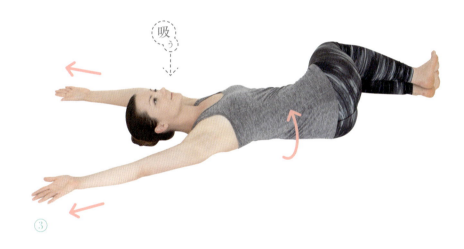

吸う

③

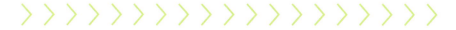

3 両腕を耳の横に伸ばす。手のひらは天井へ向ける。**この姿勢を5呼吸分キープする。反対側も同様に行う。**

☐ ヨガストレッチ ≫ 11 ★☆☆

座って、
ねじって、
お腹マッサージ。

正座に座り、上半身を片側ずつ後ろにひねる
Sit on your heels and turn your torso to one side.

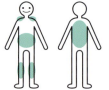

☐ 肩
☐ お腹
☐ 脚
☐ 背中・腰

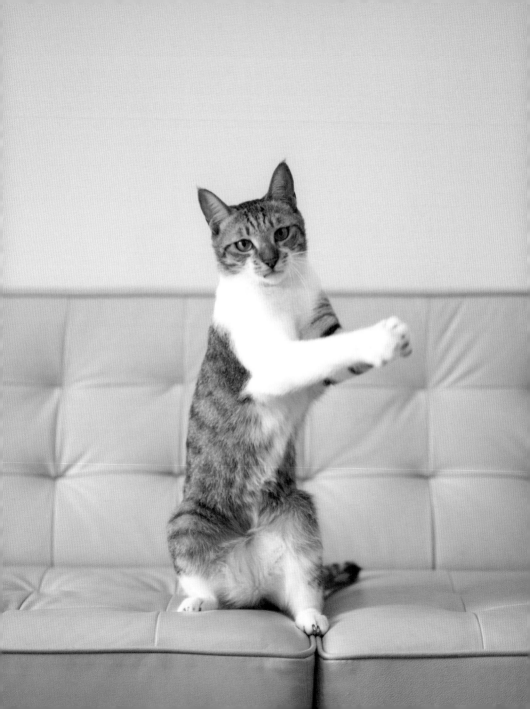

ヨガストレッチ ≫ 11

座って、ねじって、お腹マッサージ。

正座で座り、片側ずつ後方に上体をひねります。両手をそれぞれ、脇腹や膝に当てることで、より効果的に上半身をストレッチします。

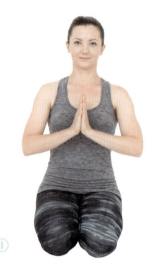
①

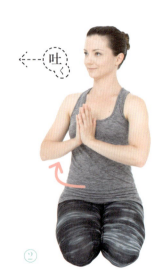
吐
②

>>>>>>>>>>>>>>>>>>>>>>>>>>

1 両手を胸の前で合わせながら、正座で座る。

2 両手を合わせたまま、上半身をおへそあたりから右側後方へひねる。

| 効果 | ★☆☆ |

- ■ 肩や背中のコリを和らげる。 ■ 消化器官の働きを助ける。
- ■ 腰痛の軽減。 ■ 姿勢をよくする。
- ■ 内臓のマッサージ効果。 ■ ストレスの緩和。

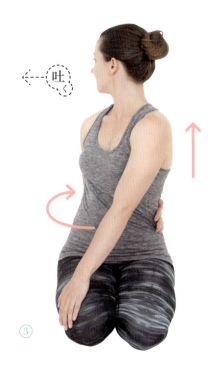

吐

③

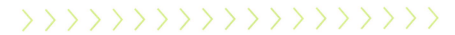

3 右手の甲を左脇腹にあて、左手は右膝の上に置き、さらに上半身を後方にひねる。**この姿勢を5呼吸分キープする。反対側も同様に行う。**

□ ヨガストレッチ ≫ 12 ★☆☆

気持ちよーく脇を伸ばす。

正座の位置からお尻を床に落とし、
片腕を頭上に上げストレッチ

From sitting on your heels, slide your hips to one side and lean your torso to the opposite direction.

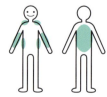

- ☑ 肩
- ☑ 腕
- ☑ 脇腹
- ☑ 背中・腰

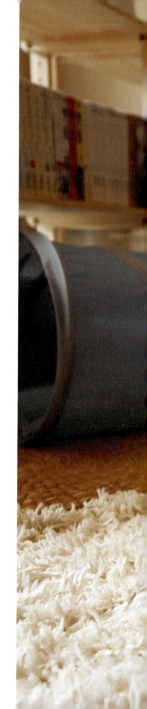

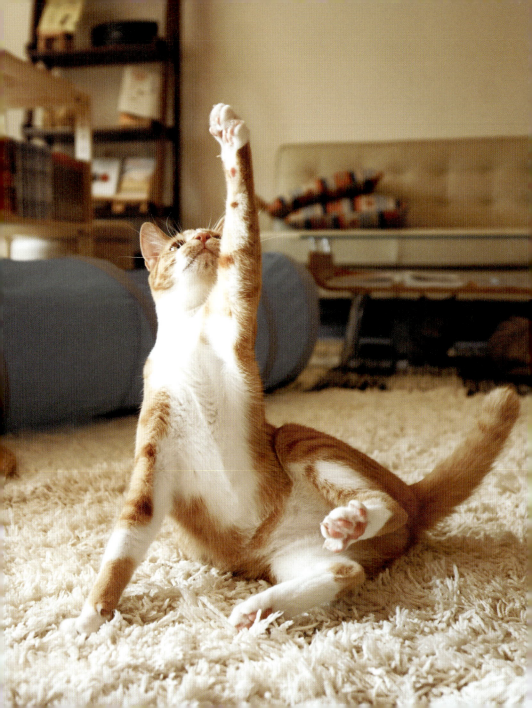

ヨガストレッチ ≫ 12

気持ちよーく脇を伸ばす。

お尻を床に落として横座りのような姿勢になったら、片手は床に、もう片方の腕は耳の横にまっすぐ伸ばして、体のサイドをストレッチします。

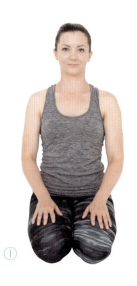

①

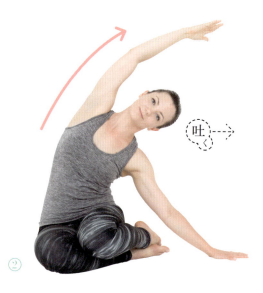

②

吐く

1 正座で座る。

2 お尻を右側の床に落として座り、左手は床へ、右腕は右耳の横にまっすぐ伸ばし、右脇を伸ばすように左側へ上半身を倒す。**この姿勢を5呼吸分キープする。**

効果	★☆☆
■ 肩や背中のコリを和らげる。■ 疲労回復。 ■ ストレスの緩和。	

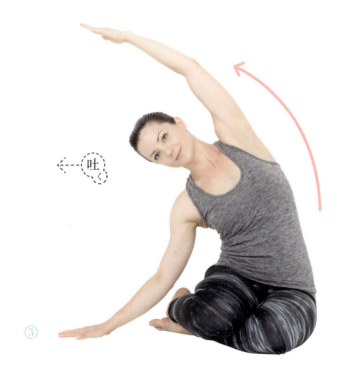

③

吐

3 正座に戻り、今度はお尻を左側の床に落として座り、右手を床へ、左腕は左耳の横にまっすぐ伸ばし、左脇を伸ばすように右側へ上半身を倒す。**この姿勢を5呼吸分キープする。**

☐ ヨガストレッチ ≫ **13** ★★★

片脚を、ピーンと投げ出して。

仰向けに寝て片脚を持ち上げ、床のほうへ倒す

Lie down on your back and lift one leg towards the ceiling before lowering it to the side.

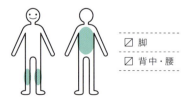

☑ 脚
☑ 背中・腰

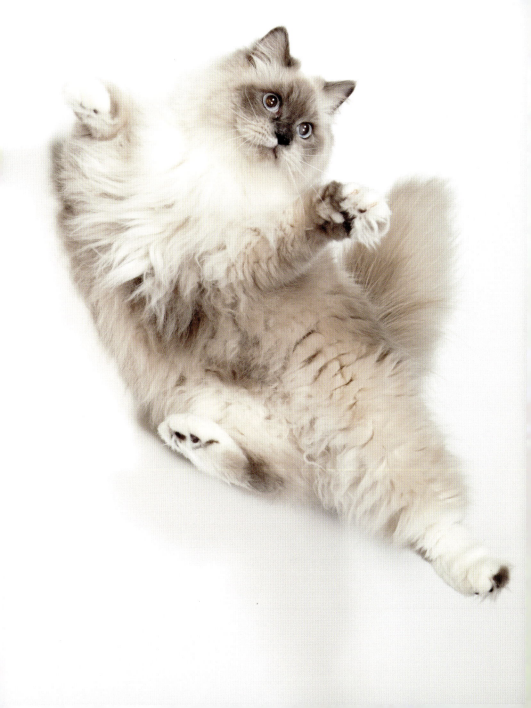

ヨガストレッチ >> 13

片脚を、ピーンと投げ出して。

仰向けに寝て片脚を持ち上げたら、足の親指部分を手で握り、脚を横に広げます。体が硬い人は、膝の後ろを手でサポートして行いましょう。

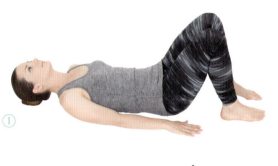
①

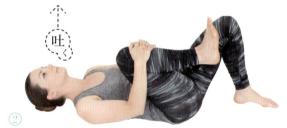
吐く
②

>>>>>>>>>>>>>>>>>>>>>>>

1 仰向けに寝て、膝を立てて揃える。

2 右脚を持ち上げ、胸に抱えるようにして両手で持つ。

| 効果 | ★★★ |

■ 腰痛の防止。 ■ 下半身の血行促進。 ■ 便秘の改善。

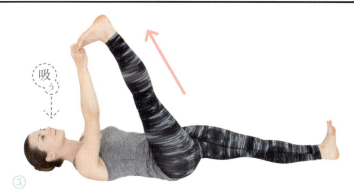

吸う

③

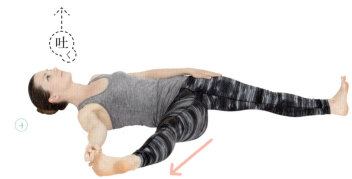

吐く

④

> > > > > > > > > > > > > > > > > > > >

3 右足の親指を、右手のひと指し指＆中指と親指で挟むようにして握り持ち、脚をまっすぐ天井に向けて伸ばす。このとき左脚は、床の上でまっすぐ伸ばす。

※右足の親指を持つのが難しい場合は、右膝の裏に右手をあてて行ってもよい。

4 左側の腰が浮かないように左手でおさえながら、右脚をゆっくり右側に開いていく。**痛気持ちいいところで、姿勢を5呼吸分キープする。反対側も同様に行う。**

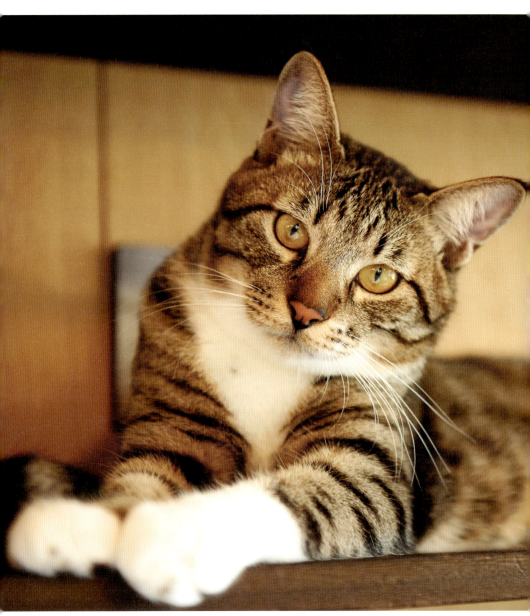

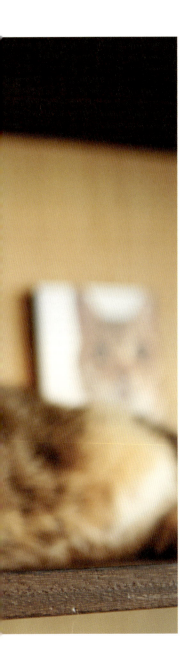

☐ ヨガストレッチ ≫ 14 ★☆☆

スフィンクスになるのだ。

うつ伏せに寝たら、前腕部を床について上半身を起こす

Lie down on your belly and prop yourself up on your forearms.

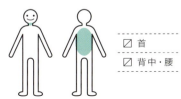

☐ 首
☐ 背中・腰

ヨガストレッチ ≫ 14

スフィンクスになるのだ。

両脚を伸ばしうつ伏せに寝たら、前腕部を床につけて上半身を起こします。その見た目から「スフィンクスのポーズ」と呼ばれています。

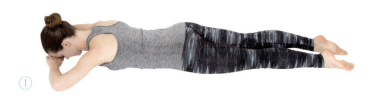

①

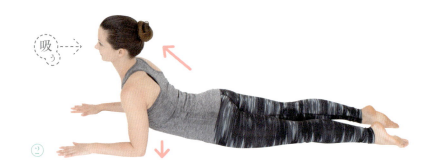

吸う

②

1 うつ伏せに寝る。両脚はまっすぐ伸ばし、両手は重ねておでこの下へ。心身をリラックス。

2 両ひじが肩の真下にくるよう、また前腕部が左右平行になるよう床につけ、上体を起こす。

効果	★☆☆

■ 首や肩のコリを和らげる。■ ヒップアップ効果。
■ 腰痛の防止。■ ストレスの緩和。

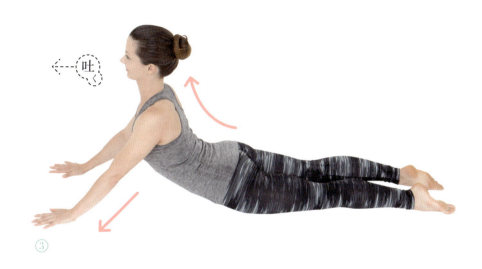

吐く

③

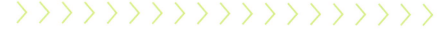

3 手のひらで床を押して、ひじを床から離し、さらに上半身を持ち上げ、両腕をまっすぐ伸ばす。**この姿勢を5呼吸分キープする。**

☐ ヨガストレッチ >> 15 ★☆☆

これが「猫のポーズ」である。

よつんばいになり、背骨を反らしたり丸めたりする

Come to all fours, lift your tailbone up and arch your back to an up-cat.
Then tuck your tailbone under and round your back to a down-cat.

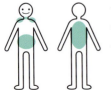

☑ 首
☑ 肩
☑ お腹
☑ 背中・腰

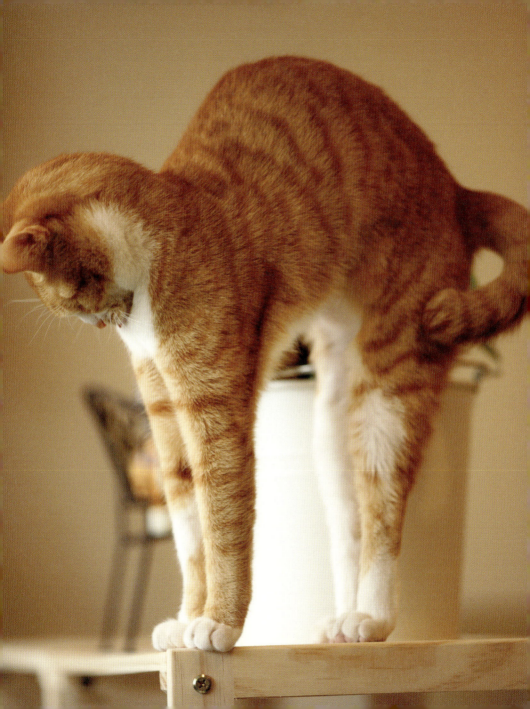

□ ヨガストレッチ ≫ 15

これが「猫のポーズ」である。

背中を反らしたり丸めたりするストレッチ。まるで猫のように背中を丸める動作は、ヨガではずばり、猫のポーズと呼ばれています。

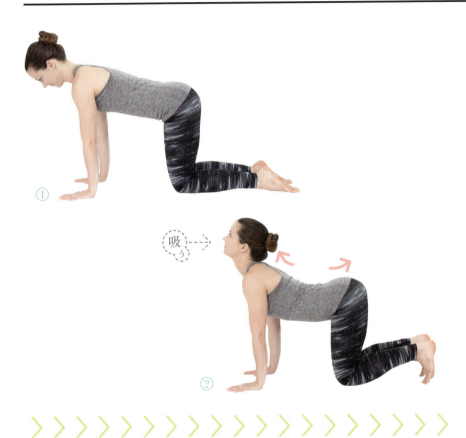

1 よつんばいになる。両手首が肩の真下に、両膝がお尻の真下にくるようにする。

2 尾骨を上に向けるように背中を反らす。目線も上へ。つま先を立てて、足の裏もストレッチする。

効果	★☆☆
■ 首や肩のコリを和らげる。■ 腰痛の防止。 ■ ストレスの緩和。■ 内臓のマッサージ効果。	

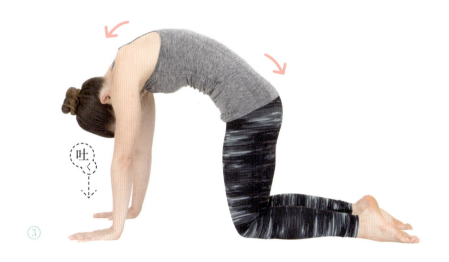

③

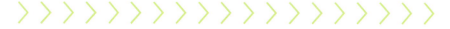

3 今度は、尾骨をたくしこむように背中を丸める。顎は胸に近づける。つま先を寝かせて足先を伸ばす。
2＆3を5回繰り返す。

□ ヨガストレッチ 》 16 ★★★

腕をクロスし、
バランスよく。

両腕をクロスして片脚で立ち、上半身を前へ倒す

With your arms crossed, balance on one foot and fold forward.

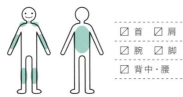

☑ 首　☑ 肩
☑ 腕　☑ 脚
☑ 背中・腰

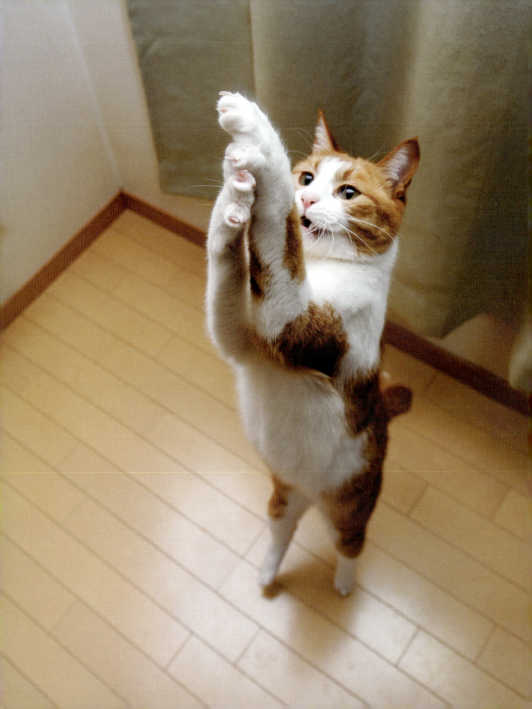

□ ヨガストレッチ ≫ 16

腕をクロスし、バランスよく。

両腕をクロスし両手のひらを合わせ、片脚でバランスよく立ち上半身を前方に倒します。ヨガではイーグルポーズと呼ばれています。

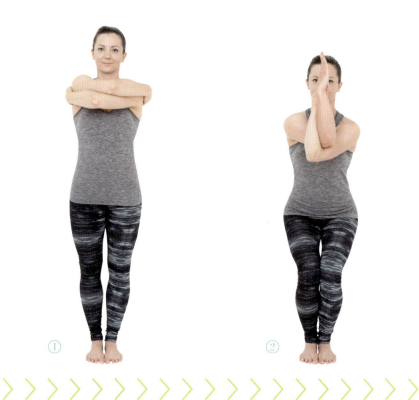

① ②

1 両脚を揃えて立ち、左腕の上に右腕がくるよう、自分の肩を抱く。

2 ひじを立て両手を顔の前へ。右手を外側からまわし両腕をクロスさせ、左手のひらと右手のひらを合わせたら（難しい場合は、手の甲を合わせるだけでもよい）、両膝を曲げる。

効果	★★★
■肩のコリを和らげる。　■足腰を鍛える。　■お尻を引き締める。	

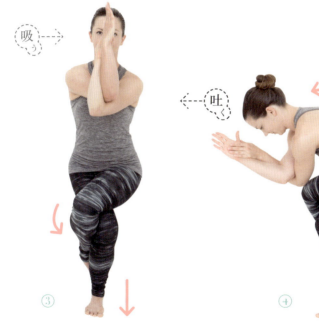

吸（う）

吐（く）

③　左膝を右膝の上に重ねる。可能であれば左のつま先を、右脚のふくらはぎに絡ませる。右脚だけでバランスをとり、立つ。

④　そのままの体勢で上半身を前へ倒す。目線はできるだけ前方床のほうへ。**この姿勢を5呼吸分キープする。反対側も同様に行う。**

☐ ヨガストレッチ ≫ 17 ★★★

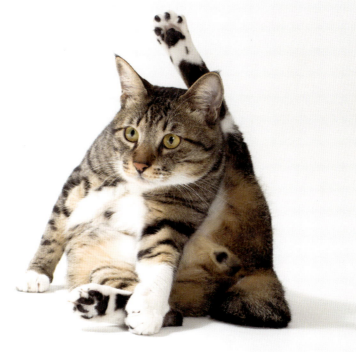

あぐらをかいて、脚をヒョイッと。

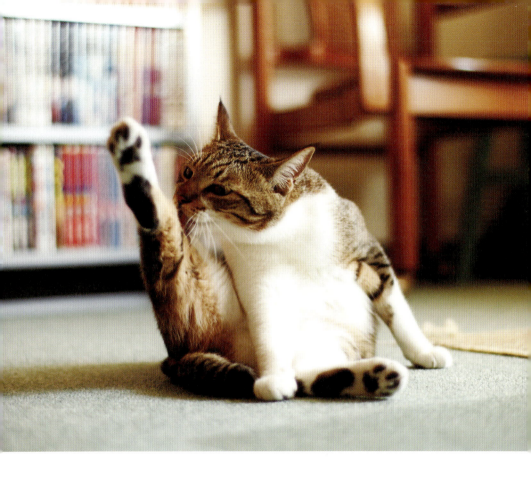

あぐらをかいた状態から片脚を持ち上げ天井に伸ばす
From cross-legged seat, lift one leg over your shoulder and extend.

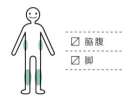

ヨガストレッチ >> 17

あぐらをかいて、脚をヒョイッと。

コンパスポーズと呼ばれる脚のストレッチ。あぐらをかいた状態から、片脚を肩にかつぐよう持ち上げ、手でサポートしながら脚を天井に伸ばします。

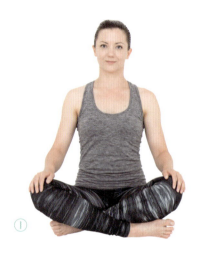
①

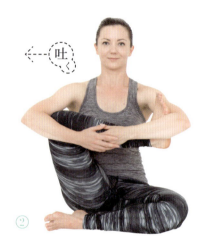
②

吐く

1 左脚が手前にくるように、あぐらをかいて座る。

2 右脚を両手で持ち上げ、胸の前で抱える。

| 効果 | ★★★ |

■ ストレスの緩和。 ■ うつ状態の軽減。
■ 消化器官の働きを助ける。 ■ 気持ちをリフレッシュさせる。

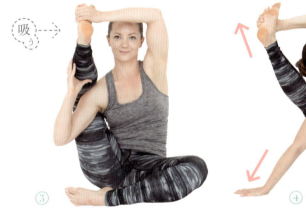

>>>>>>>>>>>>>>>>>>>>>>>>>>>>

3
右肩を右脚の下に入れ、右肩で右脚をかつぐようにして持ち上げる。左手で右足の裏を支え、右手で右脚のふくらはぎあたりを支える。

4
左手を右足の甲の側にあて、小指側の足の裏を持つ。右腕が右膝の内側にくるよう、右手を右側の床につく。右脚を右方向天井へ、できるところまで伸ばし、左脇腹を伸ばす。目線は脚とは反対側の天井に向ける。**この姿勢を5呼吸分キープする。反対側も同様に行う。**

☐ ヨガストレッチ ≫ 18 ★☆☆

肩を
上げたり
下げたり。

仰向けに寝て両腕を天井へ伸ばし、
肩を浮かす＆下ろす

Lie down on your back and alternately reach your arms towards the ceiling.

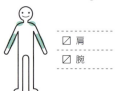

☑ 肩
☑ 腕

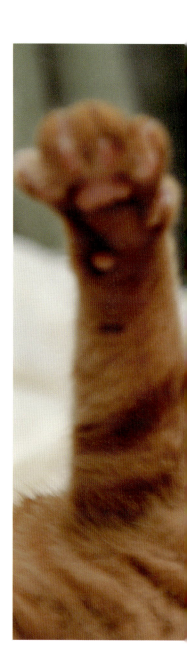

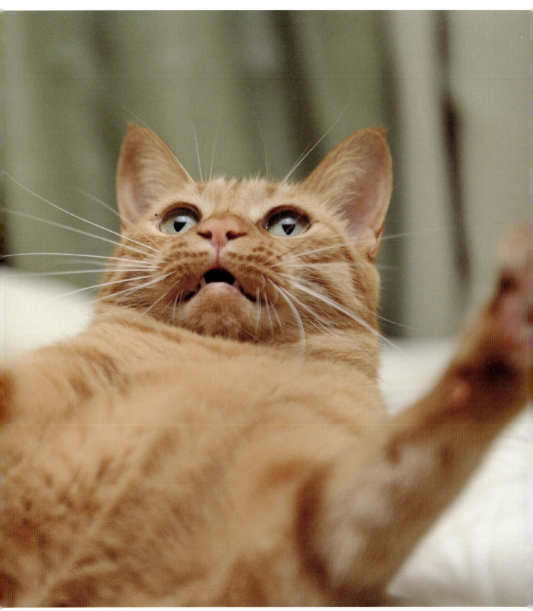

ヨガストレッチ ≫ 18

肩を上げたり下げたり。

仰向けに寝た状態で、両腕をまっすぐ天井のほうへ伸ばし、片腕ずつ交互に肩から浮かしたり、下ろしたりして肩まわりをストレッチします。

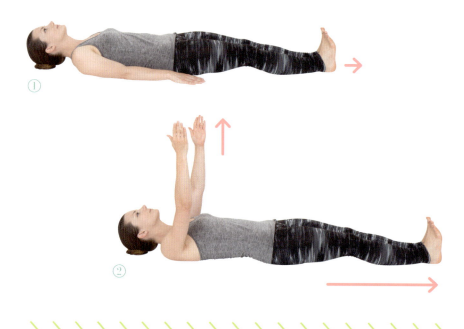

1 仰向けに寝る。かかとをぐっと外側へ押すようにして、脚をまっすぐに伸ばす。

2 両腕を天井へまっすぐ伸ばす。手のひらは内側に向ける。

効果	★☆☆
■ 肩のコリを和らげる。■ 気持ちをリフレッシュさせる。 ■ 姿勢をよくする。	

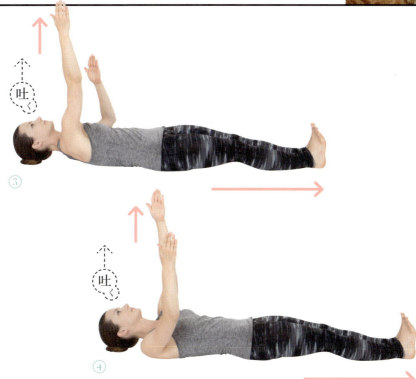

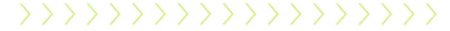

3 右肩を持ち上げ、右腕を高く上げる。このとき、左腕は少しひじを曲げて休める。

4 右肩を下ろしながら、今度は左肩を持ち上げ、左腕を高く上げる。**3＆4を5回繰り返す。**

□ ヨガストレッチ ≫ 19 ★☆☆

ああ疲れた。そんな日のツイスト。

膝を立てて座り、手を後ろについて上半身をひねる

Sit with your knees bent, place your hands behind you and twist your torso towards the back.

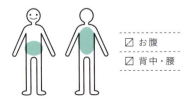

☑ お腹
☑ 背中・腰

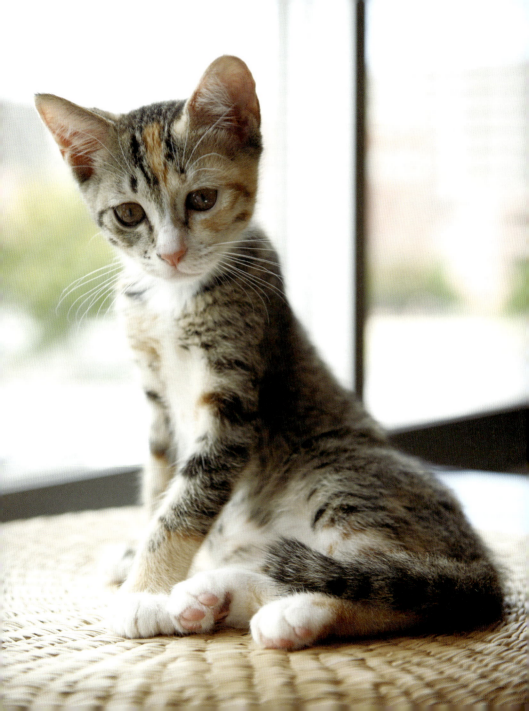

ヨガストレッチ >> 19

ああ疲れた。そんな日のツイスト。

膝を立てて座り、手を後ろについて上半身をひねります。疲れてなにもやる気がしない。そんな日でも簡単にリラックスできるストレッチです。

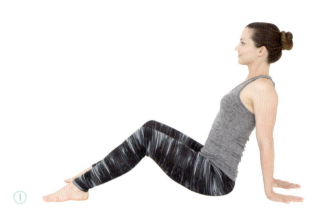

①

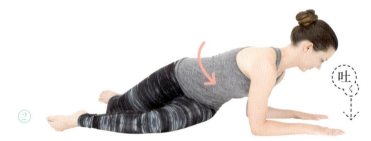

② 吐く

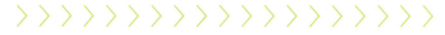

1 両足の幅を広げ、膝を立てて座る。両手は後ろの床につく。

2 両脚を左側に倒しながら、右手を体の前から左まわりで後ろに持っていき上半身をひねる。両ひじから先(前腕部)を床につける。

効果	★☆☆
■内蔵のマッサージ効果。■腰痛の軽減。 ■ストレスの緩和。■デトックス効果。	

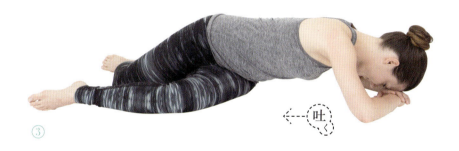

③ 吐く

3 両手を重ね、おでこを乗せてリラックスする。**この姿勢を5呼吸分キープする。反対側も同様に行う。**

☐ ヨガストレッチ ≫ 20 ★☆☆

脚を開いて、前へ！

両脚を大きく広げて座り、股関節から上半身を前へ倒す

Sit with your legs wide apart, hinge from your hips and fold forward

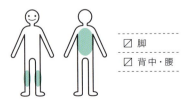

☐ 脚
☐ 背中・腰

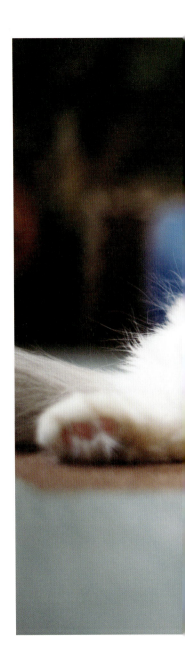

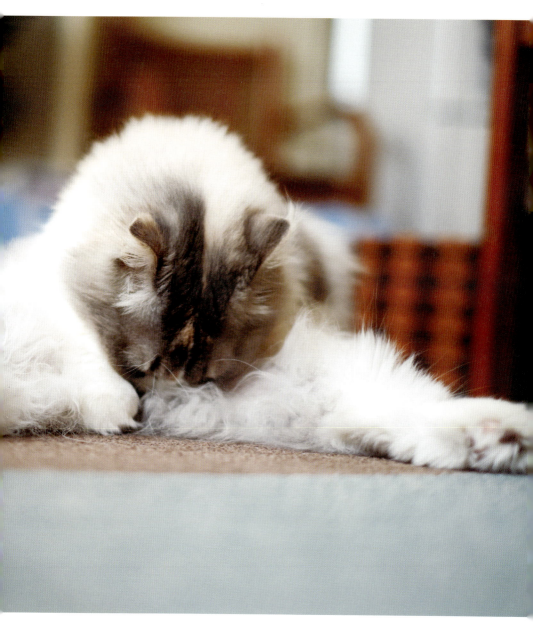

ヨガストレッチ ≫ 20

脚を開いて、前へ！

ストレッチ運動の基本でもある開脚＆前屈。両腕を頭上に上げて背筋を伸ばしてから行うことで、脚だけではなく全身をストレッチできます。

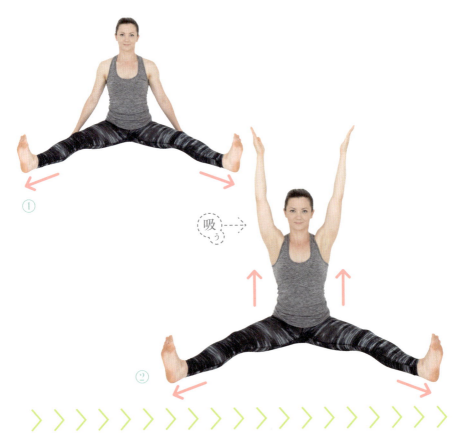

1 両脚を大きく広げ、かかとを外側へ押すようにして座る。

2 両腕を頭上に上げて、背筋を伸ばす。

| 効果 | ★☆☆ |

■ 疲労回復。■ 頭痛の軽減。■ ストレスの緩和。■ 腰痛の軽減。

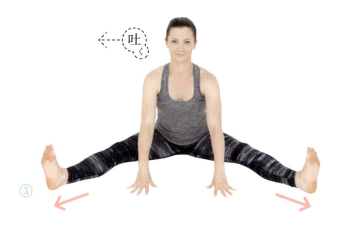

③ 吐く

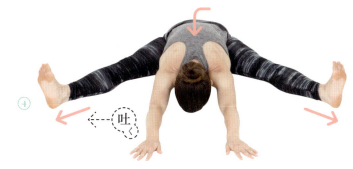

④ 吐く

3 両手を床につき、前方へ歩かせるようにして、上半身を倒していく。

4 できるだけ鼠蹊部（ももの付け根）から上体を前屈させるようにする。**上半身が最大限倒れたところで、5呼吸分キープする。**

□ ヨガストレッチ ≫ 21 ★☆☆

横向きに寝て、体びよーん！

横向きに寝て、両脚を開きながら上半身を反らす

Lie down on your side with your legs apart and arch your back.

☑ 肩　☑ 腕
☑ お腹
☑ 脚
☑ 背中・腰

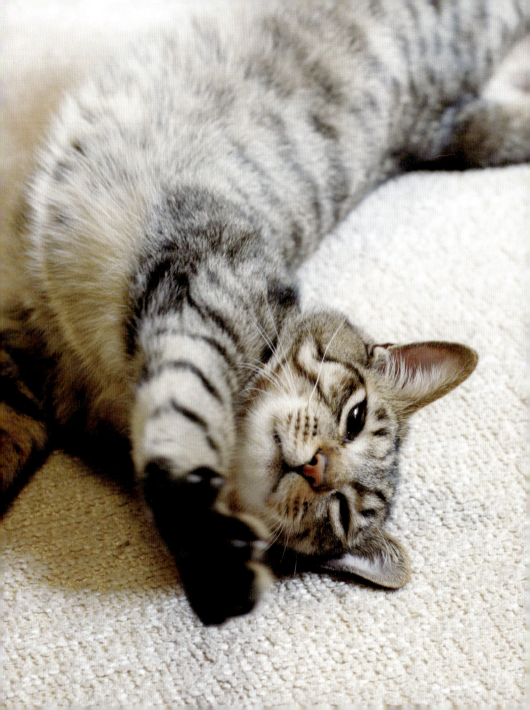

ヨガストレッチ ≫ 21

横向きに寝て、体びよーん！

脇腹を下にして横向きに寝たら、両脚を前後に大きく開いて上体を反らします。猫の伸びのように、全身を気持ちよくストレッチします。

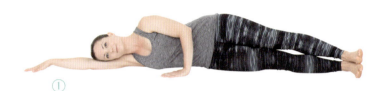

①

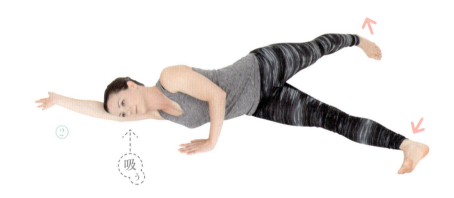

②

吸う

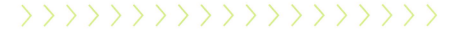

1 右脇腹を下にして寝る。右腕を耳の横に伸ばし、頭は右腕の上へ。左手は体の前につく。

2 右脚を前へ、左脚を後ろへ大きく開く。

| 効果 | ★☆☆ |

- ■ 肩や背中のコリを和らげる。
- ■ 気持ちをリフレッシュさせる。■ 体幹を鍛える。

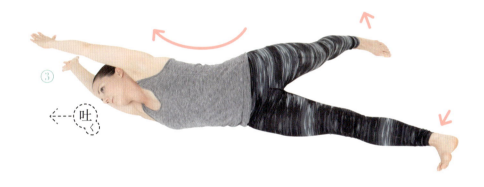

③ 吐く

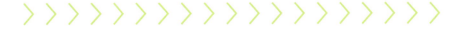

3 左腕も、右腕同様に耳の横に伸ばし、上体を後ろへ反らす。**この姿勢を5呼吸分キープする。反対側も同様に行う。**

☐ ヨガストレッチ ≫ 22 ★★★

逆立ちに
チャレンジ！

足の裏を壁に当て、よつんばいから逆立ちへ

Come to all fours with your feet at the wall.
Step one foot and the other up the wall.

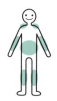
- ☐ 肩
- ☐ 腕
- ☐ お腹
- ☐ 脚

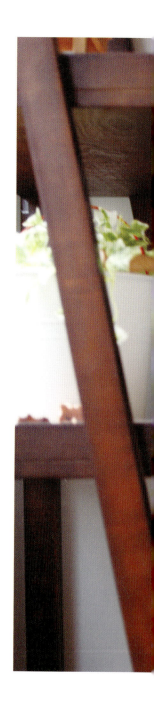

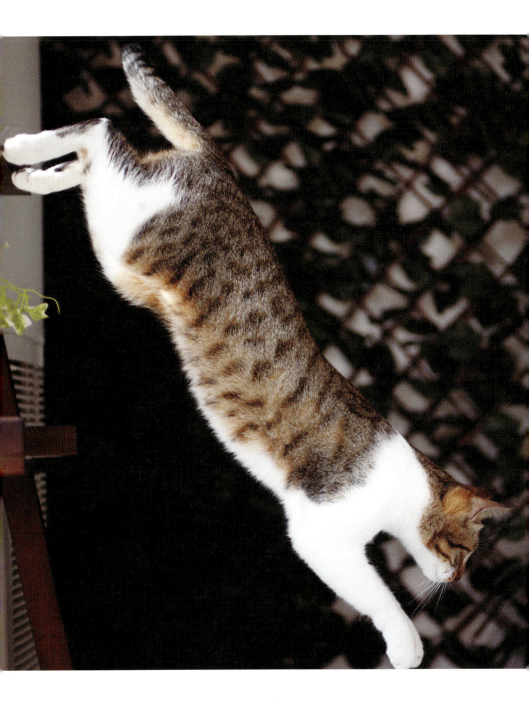

ヨガストレッチ ≫ 22

逆立ちにチャレンジ！

壁に足の裏を当ててよつんばいになったら、足の裏で壁を登るようにして脚を持ち上げます。壁を補助に使って行う逆立ちです。

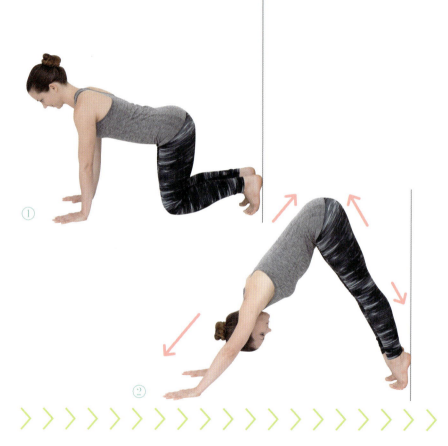

1 足の裏を壁に当て、よつんばいになる。

2 足の裏を壁に当てたまま、つま先を立てて、お尻を高く上げる。

効果	★★★

- ■ 腕や体幹を鍛える。 ■ 肩のコリを和らげる。
- ■ ストレスの緩和。 ■ 脳の活性化。 ■ アンチエイジング。

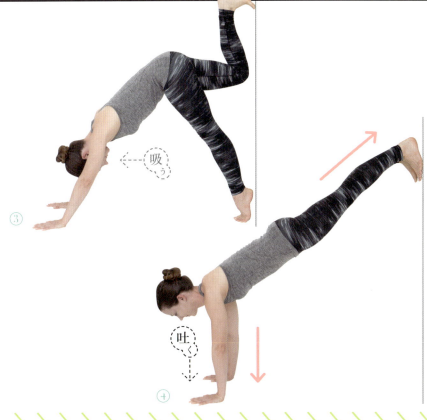

吸

吐

③ 片脚を持ち上げ、つま先で壁を押しながら脚を高い位置へ。もう片脚も同じ要領で持ち上げる。

④ つま先は壁に、両手はしっかり床につけ体を支える。可能であれば、両手を壁のほうへ歩かせて、さらに脚を高く持ち上げ、逆立ち（直立）に近い角度に。**この姿勢を5呼吸分キープする。**

□ ヨガストレッチ ≫ 23 ★☆☆

正座をしよう。

正座をし、手を後ろについてお尻を上げる

Sit on your heels with your hands behind you and lift your hips up.

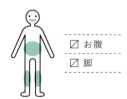

☑ お腹
☑ 脚

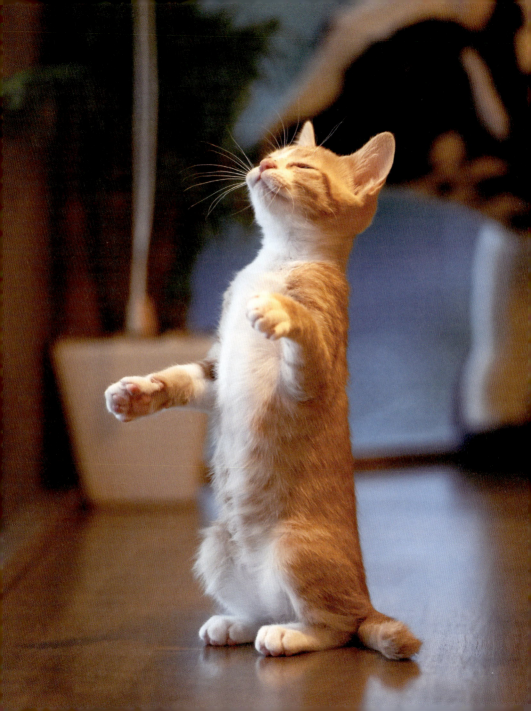

ヨガストレッチ ≫ 23

正座をしよう。

正座はヴァジラアサナと呼ばれるヨガのポーズのひとつ。そこから手を後ろにつき、お尻を持ち上げて太ももやお腹をストレッチします。

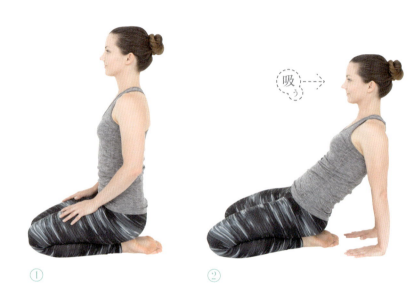

① ②

1 正座で座る。両足の甲を床につけ、手はももの上へ。背筋を伸ばし、目線はまっすぐ前へ。

2 膝を開き、両手を後ろの床につける。このとき、指は体のほうへ向ける。

効果	★☆☆

■ 消化器官の働きを助ける。■ 便秘の改善。
■ うつ状態の軽減。

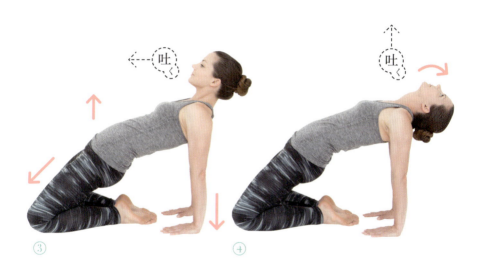

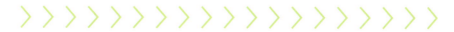

3 お尻を持ち上げる。

4 頭を後ろへ反らす。**この姿勢を5呼吸分キープする。**

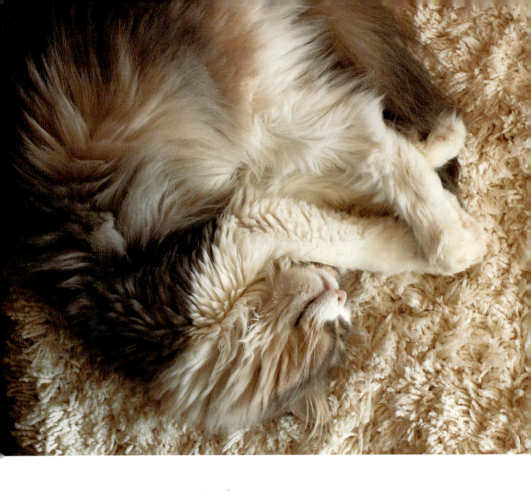

□ ヨガストレッチ ≫ 24　★☆☆

ひたすら、丸まる。

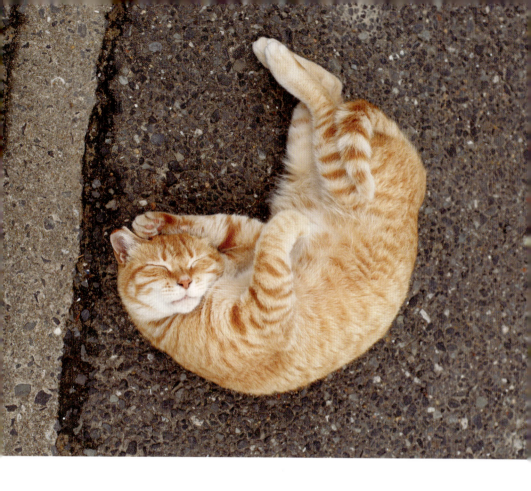

仰向けに寝て膝を胸に抱え、おでこを膝に近づける
Lie down on your back and hug your knees towards your chest.

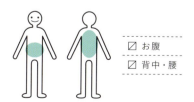

☑ お腹
☑ 背中・腰

ヨガストレッチ ≫ 24

ひたすら、丸まる。

仰向けに寝たら両手で両膝を胸に抱え、おでこを膝に近づけてぎゅっと丸まります。アパナアサナと呼ばれるヨガポーズのひとつです。

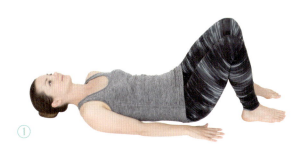

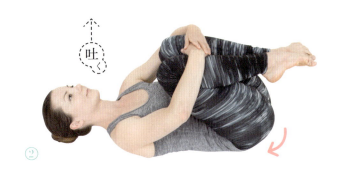

吐く

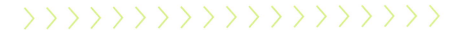

1 仰向けになり、両膝を立てる。

2 両膝を両手で胸に抱える。

効果	★☆☆
■腹筋の強化。■内蔵のマッサージ効果。■便秘の改善。■生理痛の軽減。	

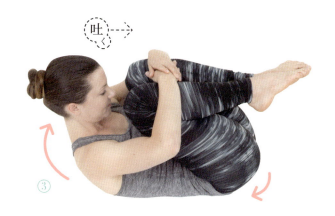

3 頭を持ち上げ、おでこを膝に近づける。**この姿勢を5呼吸分キープする。**

☐ ヨガストレッチ ≫ 25　★☆☆

床に、
突っ伏す。

うつ伏せに寝て、片腕片脚ずつ上げる

Lie down on your belly with your arms extended overhead. Lift the opposite arm and leg alternately then lift all at the same time.

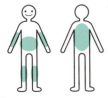

☑ 腕
☑ お腹
☑ 脚
☑ 背中・腰

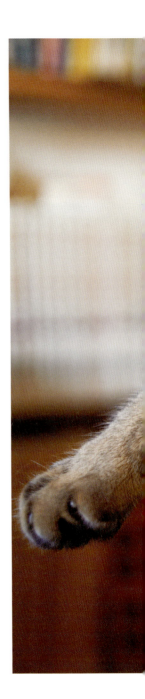

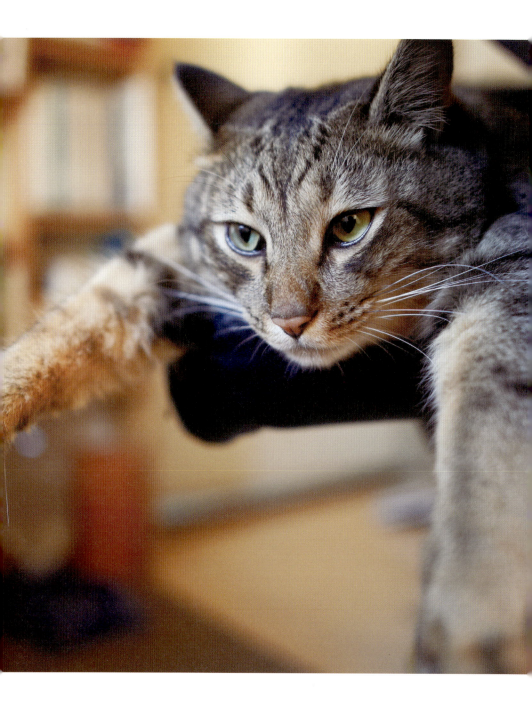

ヨガストレッチ ≫ 25

床に、突っ伏す。

うつ伏せに寝たら両腕を耳の横に伸ばし、右腕＆左脚、左腕＆右脚を交互に持ち上げ、最後に両腕両脚を一緒に持ち上げます。

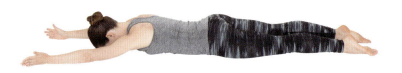

①

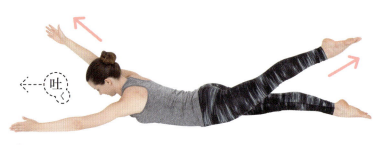

②

1 うつ伏せになり、両腕を耳の横に伸ばす。両腕の間隔は肩幅と同様に、手のひらは内側へ向ける。おでこを床につける。

2 右腕と左脚を、まっすぐ伸ばしたまま同時に持ち上げる。右腕にあわせて上体も起こす。

効果

■ 肩や背中のコリを和らげる。　■ 背中の筋肉を鍛える。
■ 消化器官の働きを助ける。　■ 腰痛の防止と軽減。

★☆☆

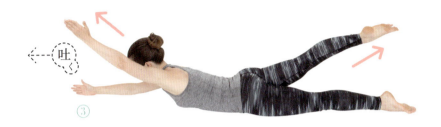

③ 吐

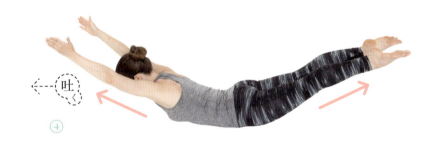

④ 吐

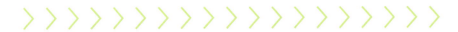

3 右腕と左脚を床に下ろし、おでこを床につける。今度は左腕と右脚を、まっすぐ伸ばしたまま同時に持ち上げる。左腕にあわせて上体も起こす。

4 左腕と右脚を床に下ろし、おでこを床につけたら、両腕両脚を同時に、まっすぐ伸ばしたまま持ち上げ、上体も起こす。**2＆3＆4を5回繰り返す。**

□ ヨガストレッチ >> 26 ★☆☆

お尻を、グッと突きだして。

両腕を上げて膝を曲げ、お尻を後ろに突きだす

Bend your knees, sit back and down as if you were sitting on a chair with your arms overhead.

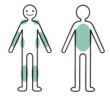

☑ 肩　☑ 腕
☑ 脇腹
☑ 脚
☑ 背中・腰

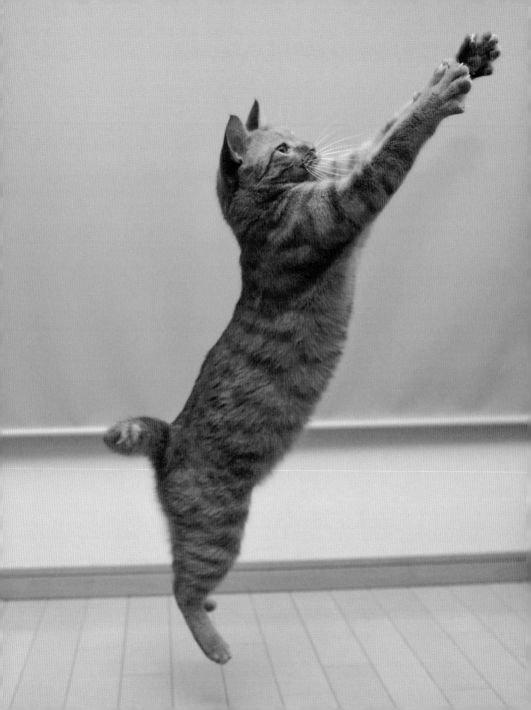

☐ ヨガストレッチ ≫ 26

お尻を、グッと突きだして。

椅子のポーズと呼ばれるヨガポーズ。まるで椅子に座っているかのように、膝を曲げてお尻を後ろに突きだし、上体を斜め前に倒します。

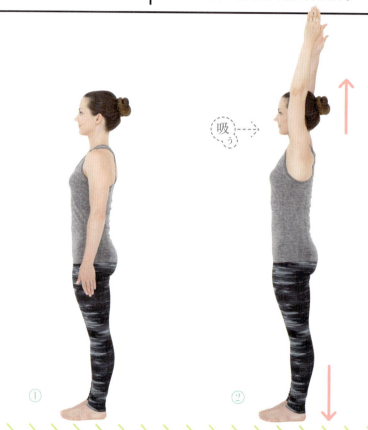

1 両脚を揃え、背筋を伸ばして立つ。

2 両腕をまっすぐ上に上げて、脇を伸ばす。

効果

■ 肩のコリを和らげる。 ■ うつ状態の軽減。
■ 脚の引き締め効果。 ■ 扁平足の改善。

★☆☆

吐く

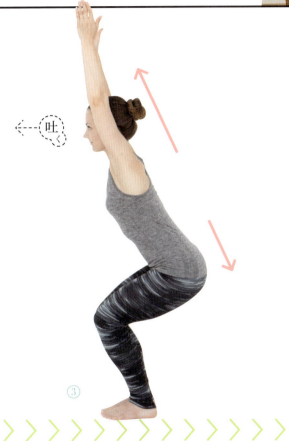

③

3 膝を曲げてお尻を後ろに突きだしながら、上体を斜め前に倒す。**この姿勢を5呼吸分キープする。**

☐ ヨガストレッチ ≫ 27 ★★☆

両手を、ぐいっと広げよ。

両手を広げ、おでこを床につけたり、お尻を持ち上げたり

From child pose, come to all fours and transition into downward facing dog.

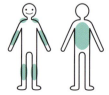

☑ 肩
☑ 腕
☑ 脚
☑ 背中・腰

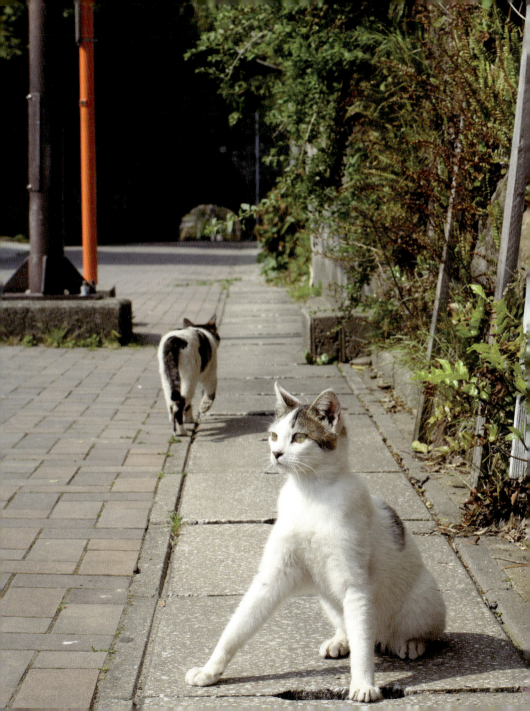

ヨガストレッチ ≫ 27

両手を、ぐいっと広げよ。

両手を広げおでこを床につけて背中を伸ばすチャイルドポーズと、両手両足を床につけ、お尻を高く上へ上げるダウンドッグポーズの組み合わせです。

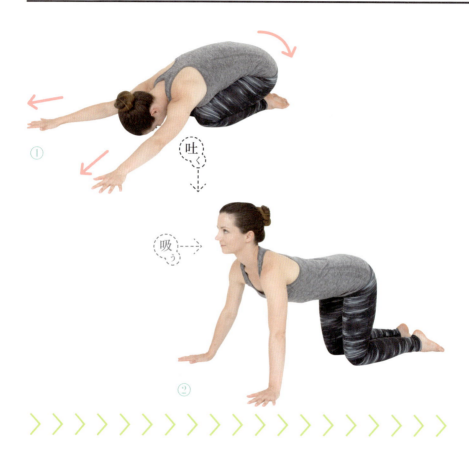

1 正座で座ったら、両手を前方に大きく広げて床につける。おでこも床につける。

2 両手を脇の下の真下につき、よつんばいになる。

効果	★★☆

- ■腕と脚を鍛える。■気持ちをリフレッシュさせる。
- ■生理痛の軽減。■骨粗しょう症の予防。

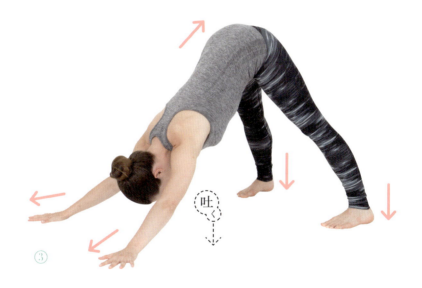

③

吐く

>>>>>>>>>>>>>>>>>>>>>>>>>>>

3

膝を伸ばしてお尻を持ち上げ、かかとを床に向けて押すようにして、両脚をまっすぐ伸ばす。手のひらは床につけたまま、両腕もまっすぐ伸ばす。目線は足先へ。**1＆2＆3を5回繰り返す。**

☐ ヨガストレッチ ≫ **28** ★★★

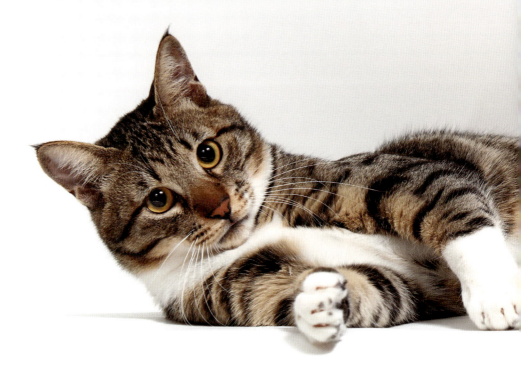

横向きに
寝たならば。

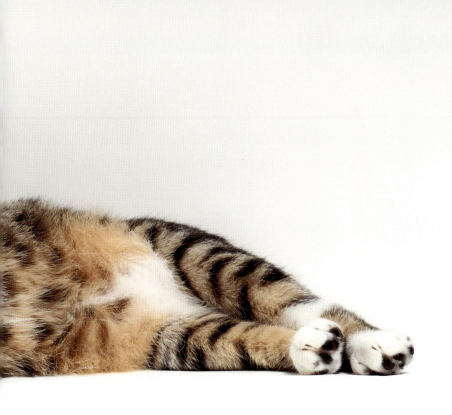

横向きに寝たら、片脚を天井に向けて伸ばす
Lie down on your side and lift one leg towards the ceiling.

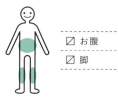

☑ お腹
☑ 脚

ヨガストレッチ ≫ 28

横向きに寝たならば。

脇腹を床につけ横向きに寝たら、片脚を天井のほうへ高く持ち上げます。アナンタアサナという柔軟さやバランス感覚を養うヨガポーズです。

①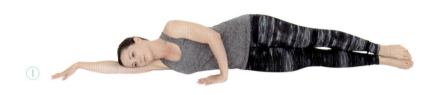

②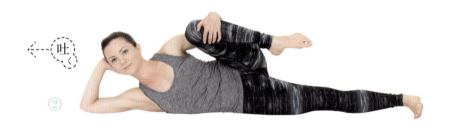
吐

1 右脇腹を下にして横になり、右腕を伸ばして頭を乗せる。脚は揃えて伸ばす。左手は体の前につく。

2 右手で腕枕をする。左手で、左脚を抱え、左脇に引き寄せる。

効果	★★★

- 消化器官の働きを助ける。 ■ お尻を引き締める。
- 腰痛の防止。 ■ 体幹を鍛える。 ■ バランス感覚を養う。

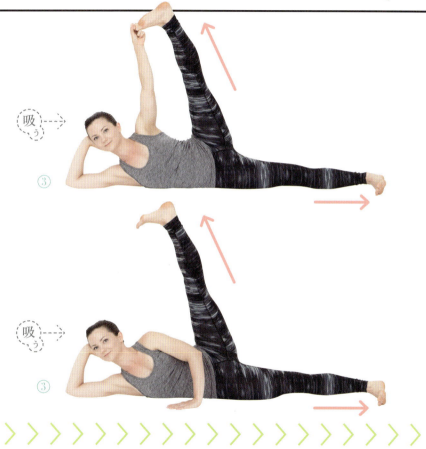

3 上／左足の親指を、左手のひと指し指 & 中指と親指で挟むようにして握り持ち、左脚をまっすぐ天井のほうへ伸ばす。

下／バランスを取るのが難しい人は、左手を体の前につきながら、左脚をできるだけまっすぐ、天井のほうへ伸ばす。

いずれかの姿勢を5呼吸分キープする。反対側も同様に行う。

☐ ヨガストレッチ ≫ 29 ★★☆

頭のてっぺんを、床へ。

仰向けの状態で、頭頂部を床につける

Sit with your legs extended and start to lean back. Lower your forearms and the top of your head on the floor.

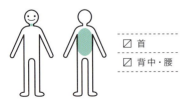

☑ 首
☑ 背中・腰

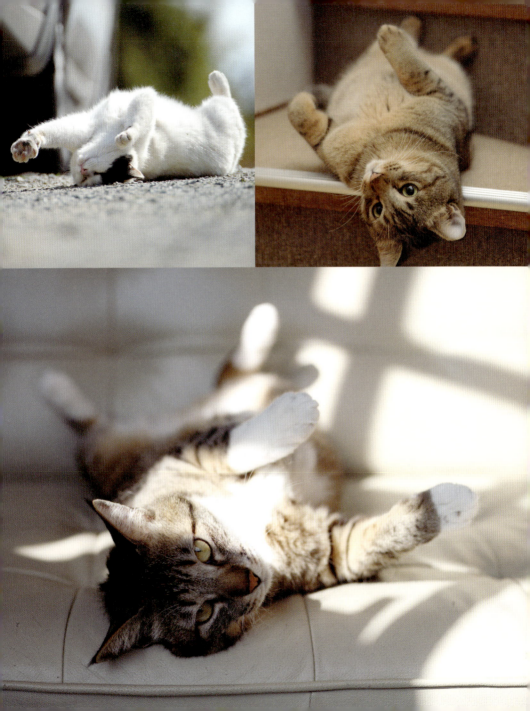

ヨガストレッチ ≫ 29

頭のてっぺんを、床へ。

仰向けに寝てひじから手（前腕部）を床につけ、上体を反らして、頭頂部を床につけます。ヨガでは魚のポーズと呼ばれています。

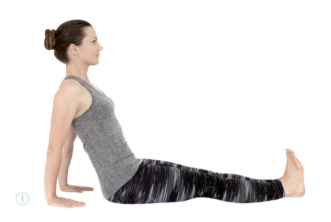

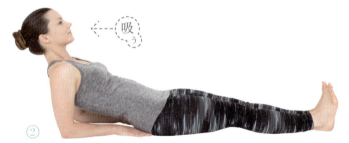

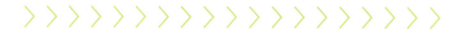

1 両脚を前へ伸ばして座り、両手は体の後ろにつく。手の指は体のほうへ向ける。

2 ひじを曲げ、ひじから手のひらまで（前腕部）を床につける。

効果

■ 肩や背中のコリを和らげる。■ 呼吸器官を強くする。
■ 腰痛の軽減。■ うつ状態の軽減。■ 疲労回復。

★★☆

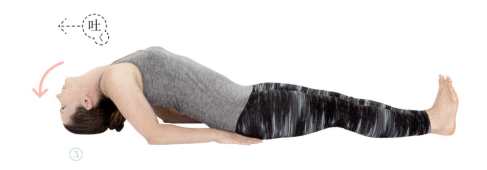

③

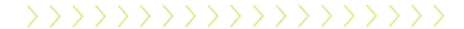

3 前腕部や手のひらを、脚のほうへ移動させながら、頭頂部を床につけ背中を反らす。**この姿勢を5呼吸分キープする。**

☐ ヨガストレッチ ≫ 30　★☆☆

胸を開く、ハートを開く。

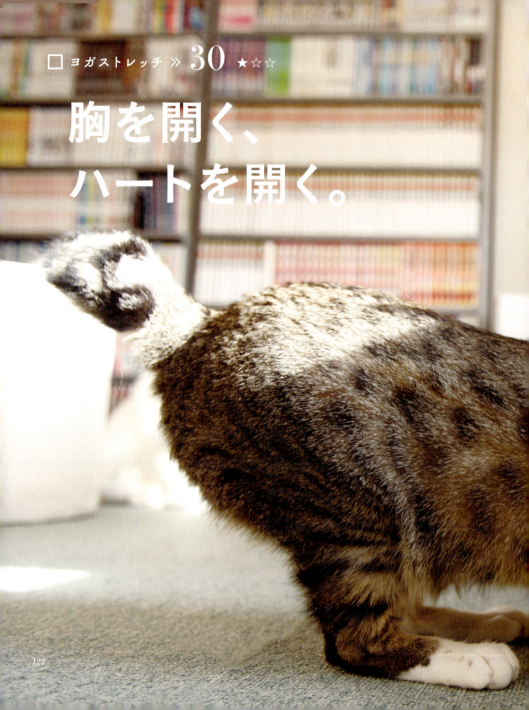

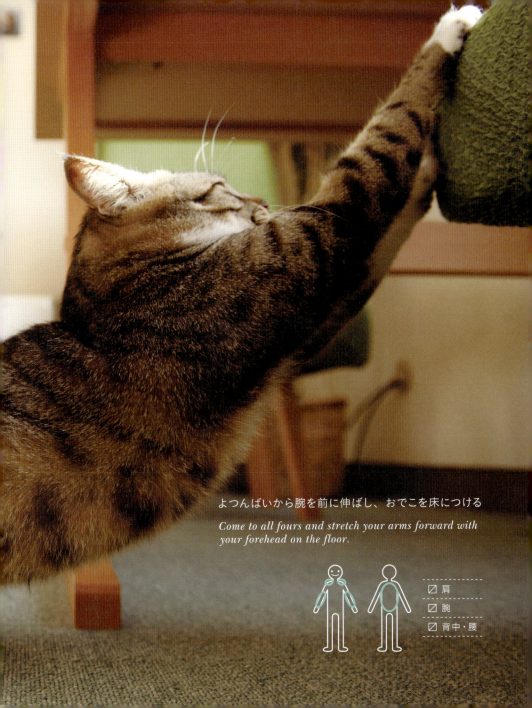

よつんばいから腕を前に伸ばし、おでこを床につける

Come to all fours and stretch your arms forward with your forehead on the floor.

☑ 肩
☑ 腕
☑ 背中・腰

□ ヨガストレッチ ≫ 30

胸を開く、ハートを開く。

両手両膝を床につけたら、両手を前に歩かせ腕をまっすぐ伸ばし、おでこを床に下ろします。子犬のポーズと呼ばれるヨガのポーズです。

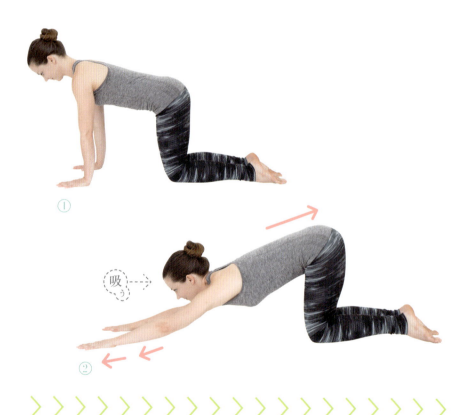

1
両手両膝を床につき、よつんばいになる。首はまっすぐ伸ばす。

2
お尻は膝の真上の位置のまま、両手を前方へ歩かせながら、まっすぐ伸ばす。

効果	★☆☆
■ 肩のコリを和らげる。■ 姿勢をよくする。 ■ 気持ちをリフレッシュさせる。	

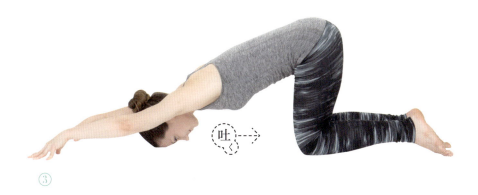

③ 吐

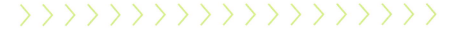

3 おでこを床につけたら、指先を床に立てる。**この姿勢を5呼吸分キープする。**

□ ヨガストレッチ ≫ 31 ★☆☆

脱力して、寝る。

仰向けに寝て、リラックス
Lie down on your back and relax with your eyes closed.

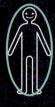

□ 全身

ヨガストレッチ ≫ 31 ★☆☆

脱力して、寝る。

仰向けになり、両腕は体の横へ、両脚は腰よりも広く開いて寝ます。これもれっきとしたヨガのひとつで、屍のポーズと呼ばれています。

効果 ■心身のリラックス。■ストレスの緩和。■血圧を下げる。■頭痛の軽減。■疲労回復。

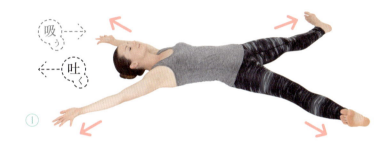

①

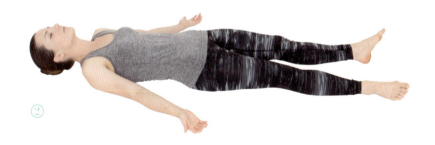

②

1 仰向けになり、両腕は耳の横のほうへ伸ばし、両脚は大きく開いて、全身で伸びをする。この姿勢を5呼吸分キープする。

2 両腕を体の横へ、両脚は腰幅よりも少し広めに閉じる。体の力を抜いて目を閉じ、5分〜10分間リラックスする。

監修：宮川雅子

ニューヨーク在住のヨガインストラクター。父親の海外赴任に伴い渡米。高校＆短大をシカゴで過ごした後、単身ニューヨークへ。2001年にヨガを始め、2004年には全米ヨガアライアンス認定のトレーニングを修了。ヨガ激戦区といわれるニューヨークのスタジオで、ヴィンヤサ、陰ヨガ、リストラティヴ、エアリアルヨガのクラスやワークショップを担当。近年は指導者養成にも携わっている。
http://www.masako.yoga/

猫写真撮影：Akimasa HARADA
https://www.flickr.com/photos/rampx/

モデル写真撮影：山田真実
http://www.mamiyamada.jp/

実技モデル：Karin Ahlin
http://www.karinahlin.com/

撮影協力：Be Fluent NYC
http://www.befluentnyc.com

NEKO YOGA
ねこに習うヨガストレッチ31

2016年9月22日　初版第1刷発行

デザイン ── 小松洋子
企画・編集 ── 仁平綾
担当編集 ── 喜多布由子

発行人 ── 佐野 裕
発行 ── トランスワールドジャパン株式会社
〒150-0001　東京都渋谷区神宮前6-34-15 モンターナビル
Tel：03-5778-8599　Fax：03-5778-8743

印刷・製本 ── 三松堂株式会社

Printed in Japan
©Transworld Japan Inc. 2016

定価はカバーに表示されています。
本書の全部または一部を、著作権法で認められた範囲を超えて無断で複写、複製、転載、あるいはデジタル化を禁じます。
乱丁・落丁本は小社送料負担にてお取り替え致します。
ISBN 978-4-86256-185-5